Heilsteine

Bedeutung für Körper und Seele
und therapeutische Anwendung

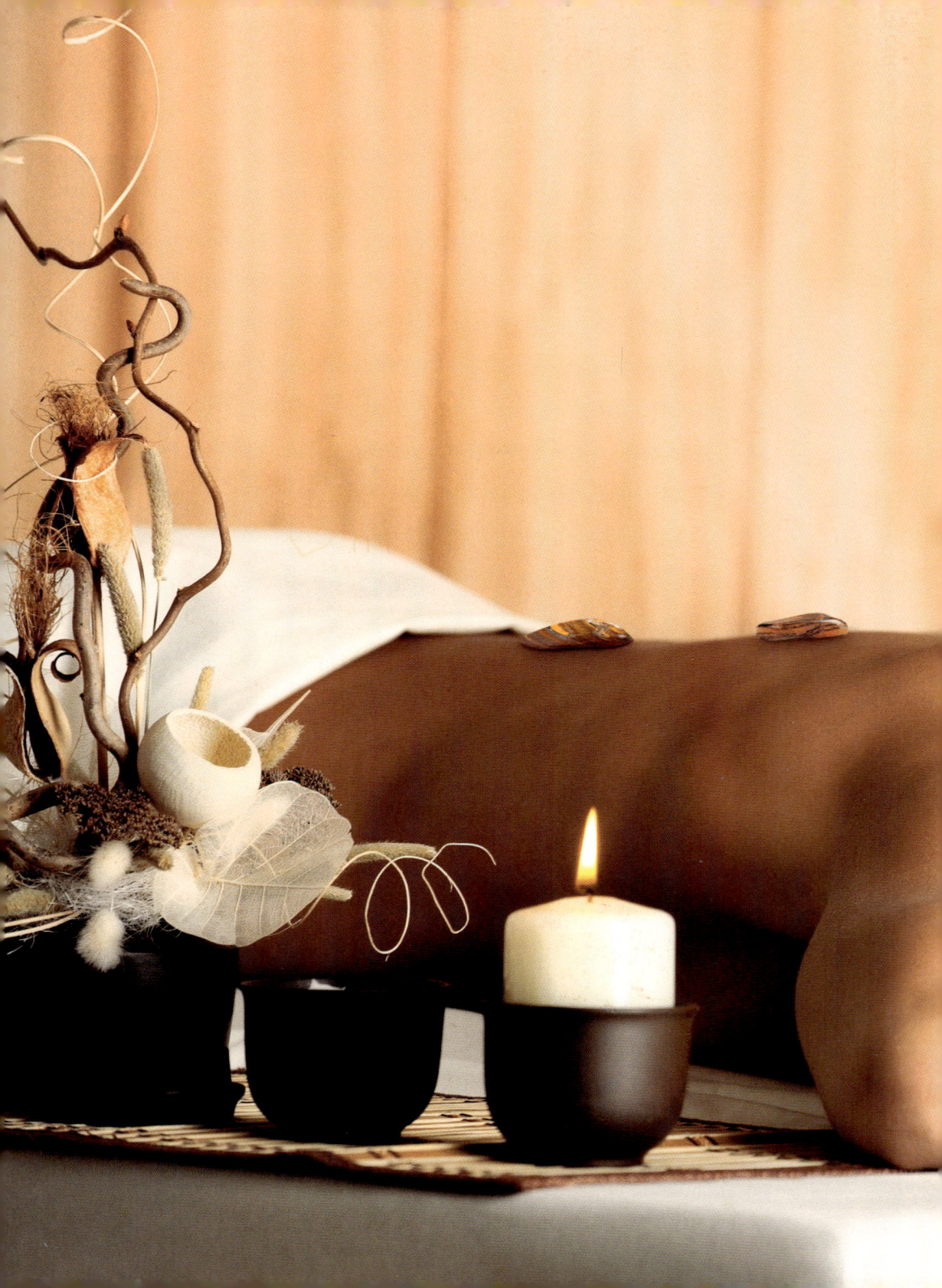

Christopher A. Weidner

Heilsteine

Bedeutung für Körper und Seele
und therapeutische Anwendung

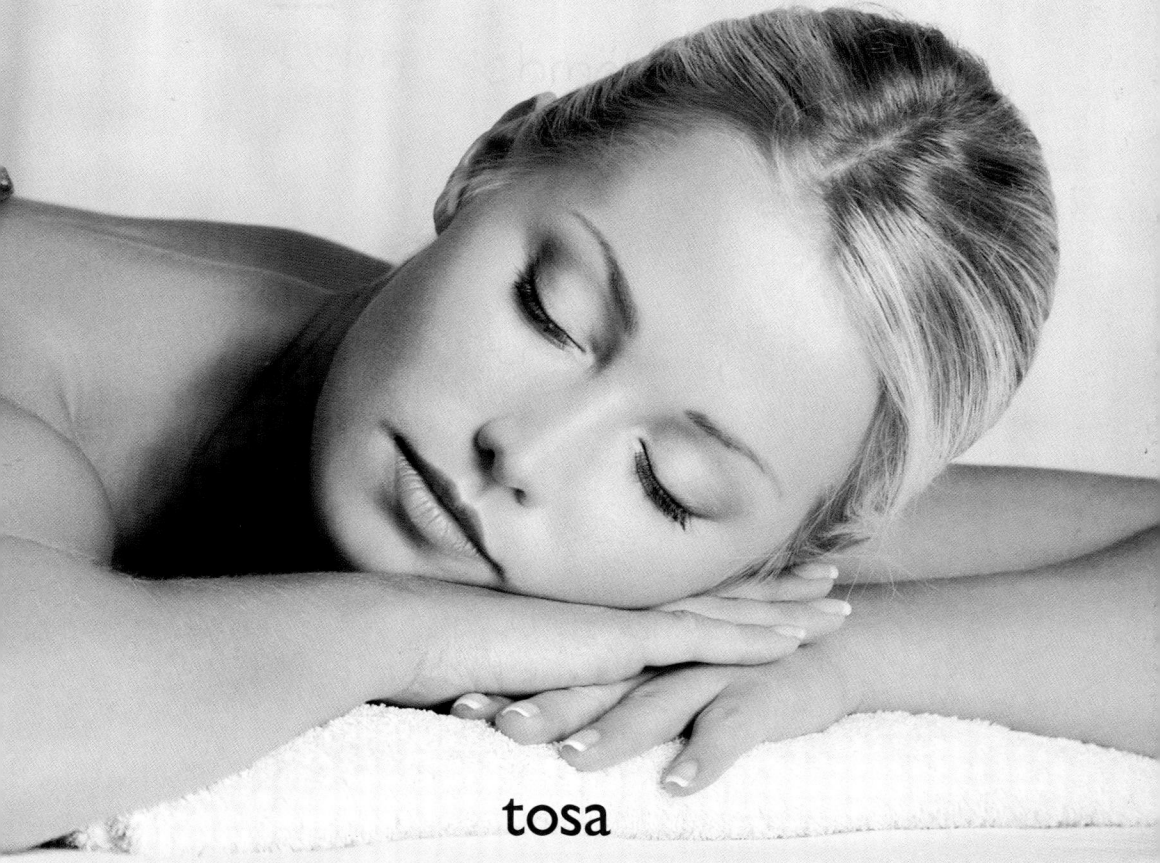

tosa

Inhalt

Der richtige Umgang mit Heilsteinen
– Wissenswertes zu Auswahl,
Anwendung und Pflege....................6

Die Auswahl –
So finden Sie „Ihren" Heilstein 8

Die Anwendung –
Nutzen Sie das gesamte
Potenzial der Steine 13

Die Pflege –
reinigen, entladen und aufladen 22

Die 50 wichtigsten Heilsteine im
Porträt *– Heilwirkung, Indikation*
und Anwendung..............................**24**

Der Achat –
Ruhe und Sammlung 26

Der Amazonit –
Ausgleich und Harmonie 28

Der Amethyst –
Friede und Versöhnung 30

Der Apatit –
Antrieb und Motivation 32

Der Aquamarin –
Weitblick und Ausdauer 34

Der Aventurin –
Unbeschwertheit und
Entspannung 36

Der Bergkristall –
Klarheit und Neutralität 38

Der Bernstein –
Sorglosigkeit und Vertrauen 40

Der Calcit –
Entwicklung und Selbstwert 42

Der Chalkopyrit –
Erfahrung und Einsicht 44

Der Chrysokoll –
Ausgeglichenheit und Klarheit 46

Der Chrysopras –
Geborgenheit und Entgiftung 48

Der Citrin –
Selbstvertrauen und Lebenslust 50

Der Covellin –
Selbstliebe und Selbstannahme 52

Der Epidot –
Genesung und Regeneration 54

Das Falkenauge –
Überblick und Sinnsuche 56

Der Fluorit –
Ordnung und Freiheit 58

Der Gagat –
Zuversicht und Überwindung 60

Der Granat –
Widerstandskraft und
Krisenbewältigung 62

Der Halit (Steinsalz) –
Läuterung und Reinheit 64

Der Hämatit –
Überleben und Engagement 66

Der Heliotrop –
Schutz und Abgrenzung 68

Der Jade –
Leichtigkeit und
Harmonisierung...............................70

Der Jaspis –
Willenskraft und Stärke..................72

Der Karneol –
Realismus und Idealismus..............74

Der Labradorit –
Fantasie und Erkenntnis................76

Der Lapislazuli –
Wahrheit und Verantwortung..........78

Der Magnetit –
Orientierung und Aktivität..............80

Der Malachit –
Intensität und Gefühle...................82

Der Mondstein –
Intuition und Hellsichtigkeit............84

Der Mookait –
Spaß und Abwechslung..................86

Der Nephrit –
Ausgleich und Balance...................88

Der Obsidian –
Initiative und Antrieb......................90

Der Onyx –
*Selbstbewusstsein und
Realitätssinn*...................................92

Der Opal –
Kontakt und Geselligkeit................94

Der Pyrit –
Reflexion und Selbsterkenntnis......96

Der Rosenquarz –
*Einfühlungsvermögen
und Empfindsamkeit*......................98

Der Rubin –
Leidenschaft und Lebensfreude...100

Der Rutilquarz –
Hoffnung und Erleichterung..........102

Der Saphir –
Geisteskraft und Scharfsinn..........104

Der Serpentin –
Schutz und Selbstbestimmung.....106

Der Smaragd –
Orientierung und Sinnfindung.......108

Der Sodalith –
Idealismus und Wahrheitssuche....110

Der Sugilith –
*Kompromisslosigkeit
und Konsequenz*...........................112

Das Tigerauge –
*Entschlossenheit
und Lebenskraft*...........................114

Der Topas –
*Selbstverwirklichung
und Selbstvertrauen*.....................116

Der Türkis –
Schutz und Schicksal...................118

Der Turmalin –
Lebendigkeit und Sexualität..........120

Versteinertes Holz –
*Bodenständigkeit und
Zufriedenheit*...............................122

Der Zirkon –
*Vergänglichkeit und
Daseinssinn*.................................124

**Die 50 Heilsteine aus
mineralogischer Sicht** **126**

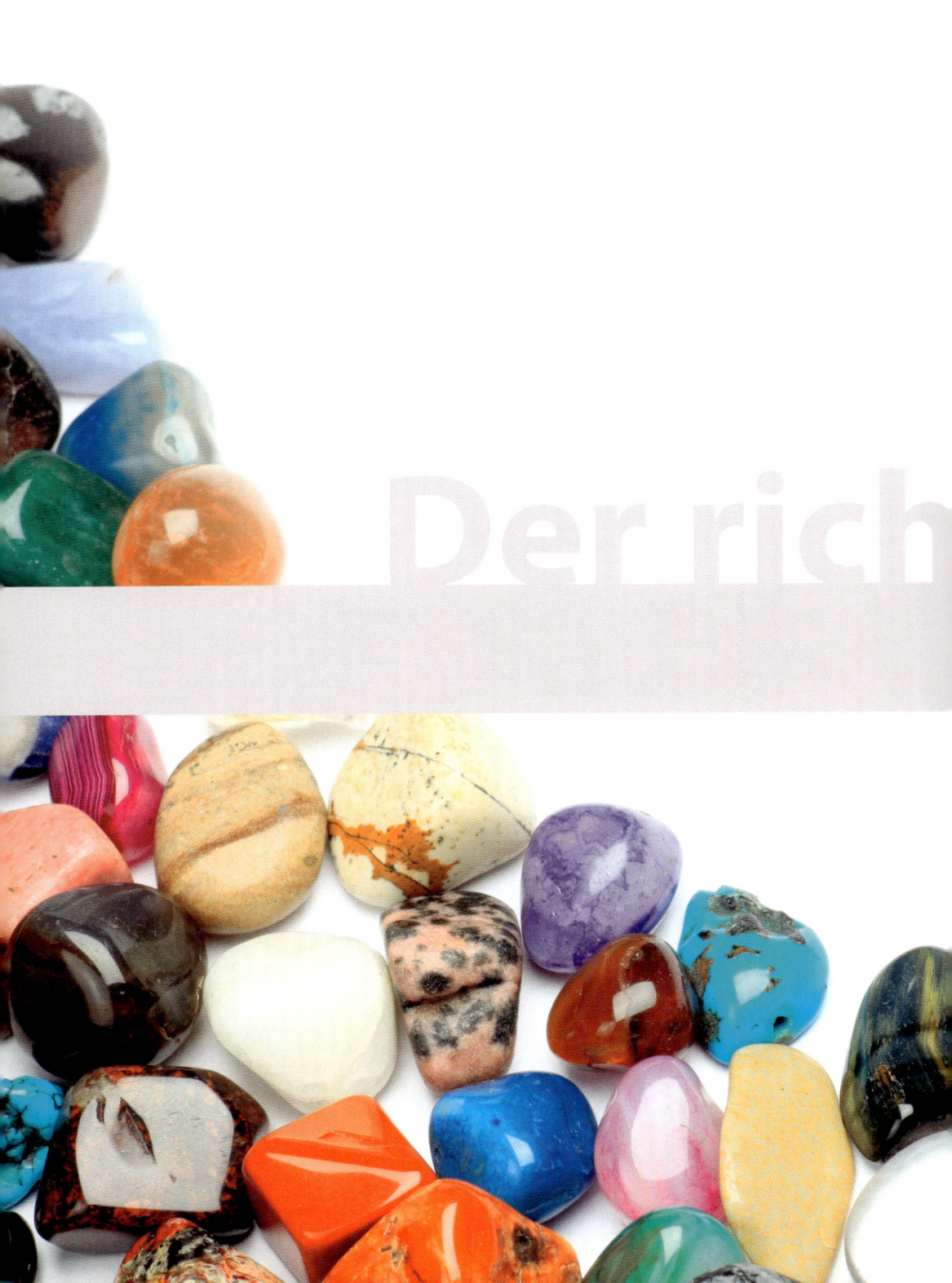

Der rich

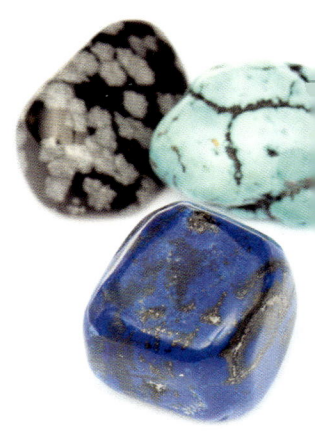

tige Umgang

Der richtige Umgang mit Heilsteinen –
Wissenswertes zu Auswahl, Anwendung und Pflege

Die Wirkung von Steinen auf den Menschen und die Faszination, die von ihnen ausgeht, sind seit Jahrtausenden bekannt und überliefert. Und gerade im Zuge der wachsenden Belastungen, die aus unserer Umwelt tagtäglich auf uns einströmen, besinnen wir uns auch heute wieder zunehmend auf die sanfte Heilkraft der Steine. Denn sie sind voller Leben und treten gern in Kontakt mit uns. Das sowie ihre wunderbare Wirkung kann jeder selbst erleben. Allerdings ist dazu ein wenig Hintergrundwissen nötig, das Sie zusammen mit vielen Tipps in diesem Abschnitt finden.

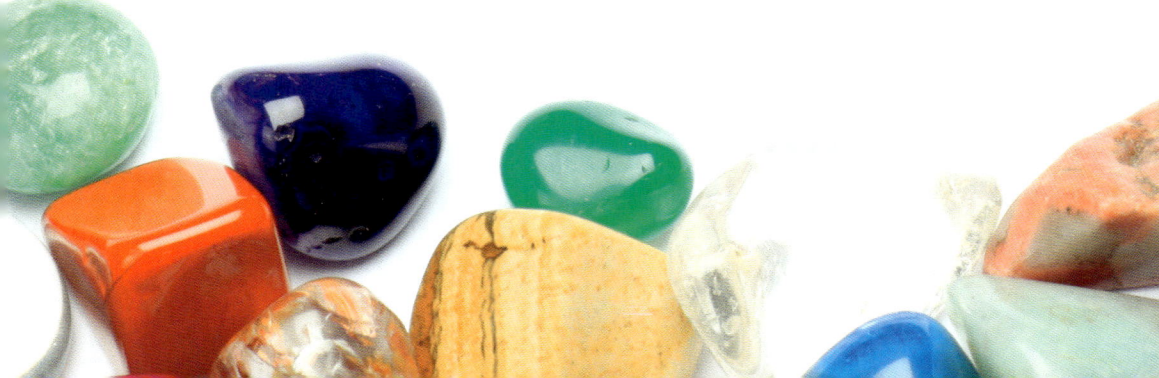

Die Auswahl – *So finden Sie „Ihren" Heilstein*

Von über 4000 bekannten Mineralien in der Erdkruste sind gerade einmal 500 als Heilsteine im Umlauf. Doch selbst diese – vergleichsweise geringe – Zahl kann den Einsteiger überfordern und ihn vor die Frage stellen: Wie finde ich in dieser gigantischen Auswahl den für mich passenden Stein und woran erkenne ich ihn?

Bis Sie mit den einzelnen Heilsteinen etwas vertrauter sind und eine gewisse Sicherheit im Umgang mit ihnen erlangt haben, schlage ich folgende Vorgehensweise vor: Sehen Sie sich zunächst im zweiten Teil des Buches um, in dem die 50 wichtigsten Heilsteine ausführlich vorgestellt werden, und suchen Sie sich anhand der Beschreibungen den oder die Steine heraus, die zu Ihrer aktuellen Lebenssituation passen.

Wenn Sie sich für eine Auswahl an Steinen entschieden haben, kommt es als Nächstes darauf an, den passenden Stein für die beabsichtigte Anwendung zu finden, denn nicht immer werden alle Steine gleichzeitig benötigt, zumal manche Steine eine sehr ähnliche Wirkung haben. Um herauszufinden welcher der von Ihnen gewählten Steine gerade das Mittel der Wahl ist, gibt es verschiedene Methoden. Ein einfaches, aber sehr effektives Verfahren ist das Berühren der Steine.

Stellen Sie sich innerlich auf das Thema ein, mit dem Sie sich beschäftigen möchten, und umschließen Sie mit Ihrer Hand den Stein (einen größeren Stein berühren Sie mit der Gesamtheit der Handfläche). Bevor Sie dies jedoch tun, hören Sie einen Augenblick in sich hinein: Was empfinden Sie gerade? Was spüren Sie in Ihrem Körper? Wo fühlen Sie Spannungen? Wo fühlt es sich locker an? Richten Sie Ihre Aufmerksamkeit ganz auf das körperliche Geschehen und berühren Sie den Stein achtsam. Möglicherweise haben Sie das Bedürfnis, den Stein davor um Erlaubnis zu bitten. Beobachten Sie nun die Unterschiede in Ihrem Körper, die sich durch das Berühren des Steins ergeben. Was hat sich verändert? Spüren Sie Wärme? Kälte? Ein Kribbeln, Ziehen, Pulsieren? Wo spüren Sie es? Legen Sie den Stein anschließend wieder aus der Hand oder lösen Sie den Kontakt. Was ist jetzt anders? Was schließen Sie aus der Berührung? Dann wiederholen Sie das Ganze mit dem nächsten Stein und vergleichen die Empfindungen. Als Leitgedanke gilt: Je intensiver die Empfindungen, umso geeigneter ist ein Stein für Ihre aktuelle Fragestellung.

Ebenfalls wichtige Punkte bei der Auswahl des jeweiligen Steins sind Form und Farbe, denn auch sie beeinflussen seine Wirkung.

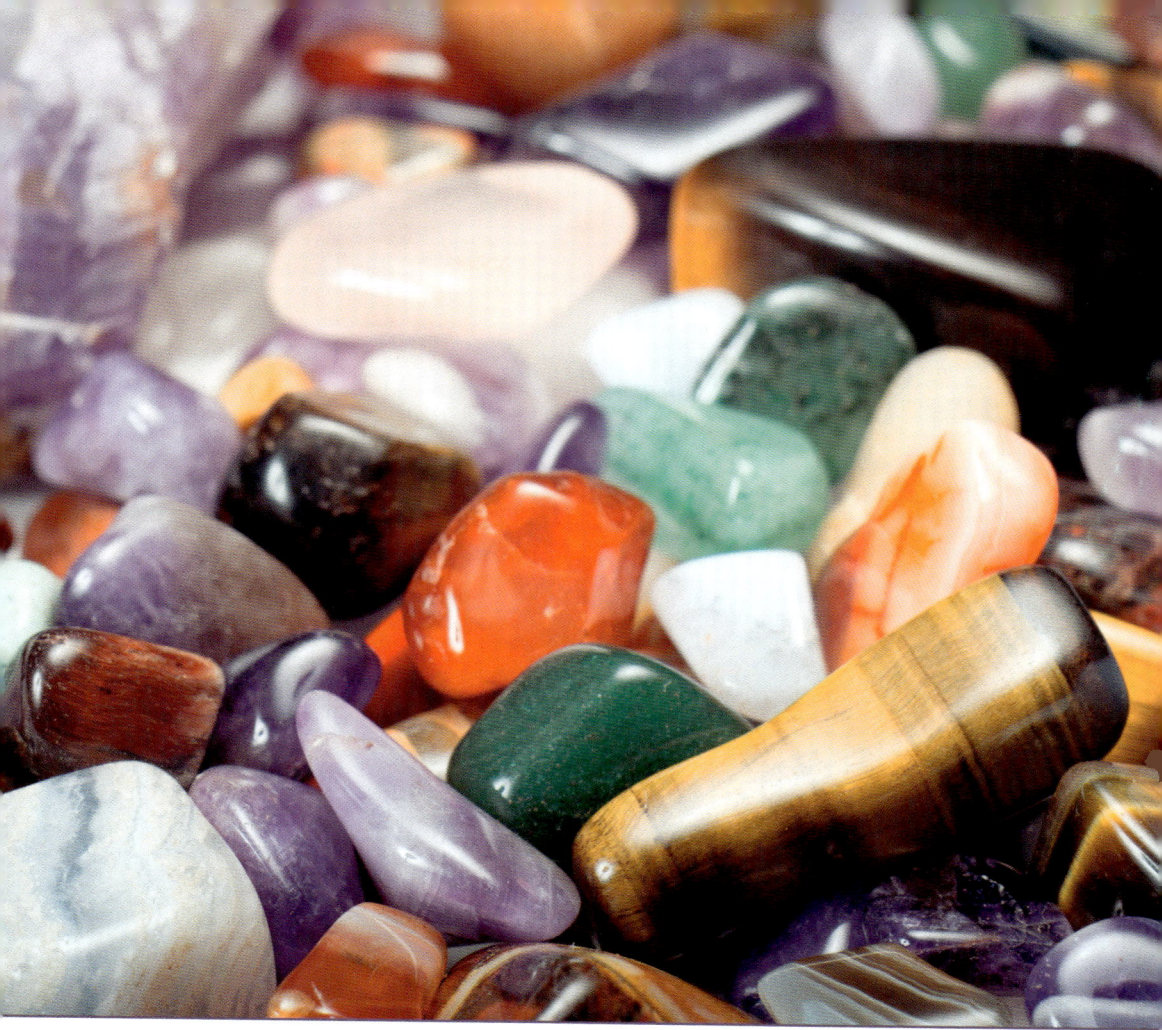

■ Die verschiedenen Formen und ihre Bedeutung

Heilsteine werden in unterschiedlichen Formen angeboten, von denen jede andere Arten der Anwendung ermöglicht und eine bestimmte Facette der Eigenschaften des Steins betont. Nicht jeder Heilstein ist aufgrund seiner Beschaffenheit in allen aufgeführten Formen erhältlich. Grundsätzlich gilt: Je größer ein Stein, umso intensiver ist seine Kraft. Größere Steine besitzen zudem auch eine größere Reichweite. Das sollten Sie zum Beispiel bei der Auswahl eines Steins berücksichtigen, den Sie im Raum aufstellen wollen. Weiterhin gilt: Je besser die Qualität, umso reiner die Wirkung. Beschränken Sie sich also lieber bei der Anzahl und wählen Sie dafür hochwertige Steine.

■ *Rohsteine* sind gut geeignet für das Aufstellen in Räumen. Da sie in der Regel auch in größeren Formaten erhältlich sind, eignen sie sich zudem sehr gut für Meditationen. Auch zum Energetisieren von Wasser sind Rohsteine die bessere Wahl.

■ *Trommelsteine* werden in Schleiftrommeln rund poliert, indem die Steine sich aneinander glatt reiben – ganz ähnlich wie in der Natur durch Reibung aus kantigem Geröll allmählich runde Kieselsteine entstehen. Durch diesen Vorgang werden die Eigenheiten des Steins bewahrt, denn die Form entsteht aus der Anlage des Steins heraus. Seine Kraft kann sich ganz organisch entlang seiner typischen inneren Struktur entfalten. Diese Form ist vielseitig einsetzbar und besonders gut für den Körperkontakt geeignet, zum Beispiel zum Auflegen oder als Handschmeichler.

■ *Kristalle* können sowohl aufgestellt als auch aufgelegt werden. Im Unterschied zu einem Rohstein geben sie der Kraft eine Ausrichtung, weswegen man sie in Räumen sorgfältig platzieren und auf den Abstand zu Sitz- und Schlafplätzen achten sollte. Sie wirken schädlichen Strahlungen besser entgegen und sind daher nützlich beim Einsatz von Computern und anderen elektronischen Geräten. Je nach Größe sind sie auch zum Auflegen oder zur Massage geeignet. Die Spitze eines Kristalls ist der stärkste Austrittspunkt der Energie des Steins.

■ *Scheiben* besitzen eine abschirmende Funktion und können beispielsweise in Fenstern aufgestellt oder aufgehängt werden. Sie sind auch gut geeignet zum Auflegen auf den Körper.

■ *Kugeln und Eier* lassen sich nur bedingt auf den Körper aufgelegen, eignen sich aber besonders gut zur Kontemplation und Meditation. Bergkristallkugeln werden auch zu manischen Zwecken eingesetzt, denn sie fokussieren den Geist und können Visionen hervorrufen. Allgemein wird die Betrachtung einer Kugel als beruhigend und zentrierend erlebt. Steine in Eierform wirken hingegen oftmals belebend.

■ *Pyramiden* werden weniger zum Auflegen verwendet, sondern sind besser als Meditationsgegenstand geeignet. Sie bündeln die Energie und wirken belebend auf den Geist. Werden sie auf den Körper gelegt, wirken sie an der entsprechenden Stelle ebenfalls stark vitalisierend.

■ *Bi-Scheiben und Donuts* sind runde Scheiben mit einem Loch in der Mitte. Sie können als Amulett getragen oder auch aufgelegt werden. Diese Form intensiviert die Heilkraft des Steins, denn das Loch in der Mitte sammelt die Energie und lässt sie zirkulieren.

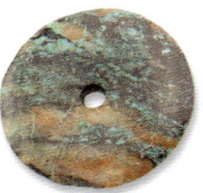

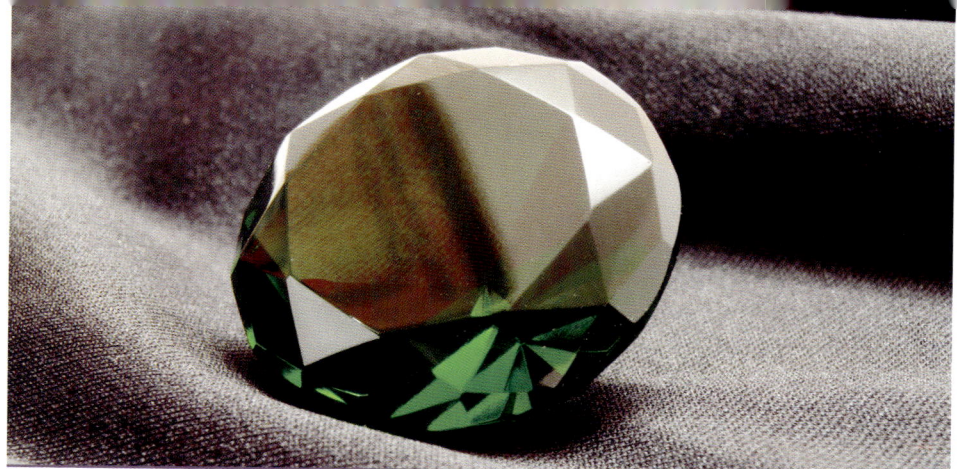

Die vielen kleinen Flächen, die durch den Facettenschliff entstehen, erzeugen Reflexionen, die das „Feuer" eines Steins verstärken.

■ *Cabochons* werden rund oder oval geschliffene Schmucksteine genannt. Sie haben eine harmonisierende Wirkung auf Geist und Körper. Diese Steine eignen sich hervorragend, um auf den Körper gelegt oder dort fixiert zu werden.

■ *Facettensteine* werden in zahlreichen Formen angeboten. Dabei werden die Steine kantig geschliffen und erfahren so je nach Gestalt eine bestimmte Prägung. In der Regel wirken facettierte Steine anregend auf Geist und Körper.

Neben diesen Grundformen sind im Handel auch noch einige weitere Formen erhältlich (zum Beispiel Dreiecke, Herzen, Tropfen, Spindeln und Würfel). Lassen Sie sich gegebenenfalls über deren Vorzüge vor Ort beraten.

■ Kleine Farblehre

Die Farbe eines Steins spielt nicht nur im Auge des Betrachters eine entscheidende Rolle bei der Auswahl, sie wirkt – wie wir aus der Psychologie wissen – auch auf die Psyche und den Körper. Darüber hinaus besitzen Farben einen geistig-symbolischen Effekt, denn wir verbinden mit ihnen bestimmte Assoziationen. Die Farbe eines Steins gibt daher einerseits Hinweise auf seine Heilkraft, sie hat darüber hinaus aber auch bestimmte, ganz persönliche und kulturell geprägte Wirkungen:

■ *Weiß* ist die Farbe der Reinheit und verkörpert den Neubeginn. Sie steht für einen Zustand, in dem noch alles möglich ist und wir offen sind für das, was kommt.

■ *Mineralien mit Silberglanz* wirken kühlend und stehen für Zurückhaltung und Bescheidenheit, aber auch für Beweglichkeit und Geschwindigkeit.

- *Die Farbe Rot* aktiviert den Stoffwechsel, regt an und wirkt kräftigend auf den Organismus. Sie steht für Lebensfreude, Durchsetzungskraft und Selbstvertrauen, aber auch für Liebe und Leidenschaft. Rot ist eine stark nach außen gerichtete Farbe und hat Signalwirkung. Daher sollte sie sparsam und eher gezielt als dauerhaft eingesetzt werden.

- *Rosa* ist das abgeschwächte Rot und bringt das Zarte, Sanfte, Liebevolle ins Spiel. Wir werden sensibler für die Bedürfnisse anderer.

- *Orange* schenkt Fröhlichkeit und erfrischt die Sinne. Es ist eine sehr gesellige, sinnliche Farbe, die Körper, Geist und Seele wärmt.

- *Gelbe Mineralien* haben eine eher geistige Wirkung. Sie stimulieren die Gedanken, schenken Leichtigkeit und Optimismus. Gelb ist die Farbe des Sonnenlichts und dem Gold verwandt. Dadurch symbolisiert es auch das Göttliche in uns.

- *Braun* ist die Farbe der Erde. Sie wirkt beschützend und konzentrationsfördernd auf uns. Es gelingt uns besser, unsere Aufmerksamkeit zu bündeln und praktisch zu handeln. Braune Steine erden uns und geben uns in unsicheren Lebenslagen die nötige Stabilität.

- *Grüne Mineralien* verkörpern die Idee des Natürlichen, stehen für Wachstum und Jugend. Grün lässt Hoffnung aufkommen und fördert die Toleranz. Es erfrischt die Sinne und schenkt Ruhe.

- *Blaue Steine* fördern die Kommunikationsfähigkeit und öffnen uns für die Welt. Sie erweitern den Horizont, lassen uns nach Freiheit streben. Blau ist zudem die Farbe der Freundschaft und harmonisiert Beziehungen.

- *Violett* inspiriert und befreit die Gedanken. Es ist die Farbe der Visionen und der Spiritualität, die Farbe der Magie und der Fantasie. Sie wirkt geheimnisvoll und öffnet das Bewusstsein für höhere Sphären.

- *Schwarze Mineralien* verkörpern das Ziel des Lebens und helfen uns bei der Konzentration auf das Wesentliche. Schwarz ist das Fehlen aller Farben, steht für Dunkelheit und Nacht. Daher assoziieren wir Schwarz in unserer Kultur auch mit Trauer, manchmal sogar mit Bedrohung und schwarzer Magie. Schwarze Steine sind starke Schutzsteine, sollten aber eher gezielt eingesetzt werden.

- *Transparente, farblose Steine* stehen für Klarheit und Reinheit. Sie richten unsere Aufmerksamkeit auf das, was wirklich wichtig ist, und fördern die Erkenntnisfähigkeit.

Die Anwendung –
Nutzen Sie das gesamte Potenzial der Steine

Für die Anwendung von Heilsteinen im Alltag bedarf es neben der stimmigen Auswahl des beziehungsweise der Steine einiger grundlegender Kenntnisse über die verschiedenen Anwendungsmöglichkeiten. Hier ist Übung gefragt, Intuition und auch der Mut, ein wenig zu experimentieren.

Doch schon bald werden Sie merken, wie sich Ihnen die Kräfte der Steine nach und nach wie von selbst offenbaren. Nutzen Sie das gesamte Spektrum der hier vorgeschlagenen Methoden und Sie werden immer tiefer in das Wesen der Steine eindringen und optimal von ihrer Kraft profitieren.

▨ Heilsteine äußerlich anwenden

Steine wollen berührt werden. Wir nehmen ihre Kraft am besten über den unmittelbaren Hautkontakt auf. Viele Menschen tragen einen Stein bei sich, oft in der Hosentasche, sodass sie ihn immer wieder unauffällig berühren, ihn zwischen den Fingern hin und her gleiten lassen können. Das verleiht ihnen in angespannten Situationen Ruhe und schenkt ein Stück Vertrautheit. Manchmal verbinden wir mit einem solchen Stein auch eine Geschichte, einen lieben Menschen, ein wichtiges Ereignis ... Dann weckt der Stein in uns Erinnerungen an etwas Schönes, das uns Kraft für den Alltag gibt. Auch Heilsteine können auf diese Weise verwendet werden. Es ist eine sehr intime Variante, mit dem Stein in Beziehung zu treten, denn wir tragen ihn ganz in der Nähe unserer empfindlichsten Stellen am Körper und nahe am Wurzelchakra (siehe Seite 16), der Basis unseres Energiefeldes. Von dort aus breitet sich die Heilkraft des Steins über die Wirbelsäule im ganzen Körper aus.

▪▪▪ Heilsteine als Schmuck

Die wohl populärste und älteste Art und Weise, mit Heilsteinen in Berührung zu kommen, ist das Tragen der Steine als Schmuck (in der Regel mit unmittelbarem Hautkontakt).

Schon seit Urzeiten tragen Menschen Schmuck, sei es aus ästhetischen Gründen, um Macht und Status auszudrücken oder aus kultischen und magischen Gründen.

Beliebt, weil schön anzusehen, sind Ketten aus einer oder mehreren aufeinander abgestimmten Steinsorten sowie Anhänger und Amulette. (Kugel-, Button- oder Perlenketten sind besser geeignet als Splitterketten, wie sie zum Beispiel für Quarze erhältlich sind, weil sie die Energie sanfter verteilen.) Sie werden um den Hals getragen, für gewöhnlich so, dass sie für andere Menschen sichtbar sind. Auf diese Weise bekommt der Heilstein etwas Verbindendes, denn er wirkt nicht nur auf den Träger, sondern auch auf den Betrachter. Die Lage der Halskette und des Anhängers betont, je nach Länge der Kette, zudem das Kehlkopf- oder Halschakra (siehe Seite 17), über das wir – durch den Filter des Schmucks – Kontakt mit der Umwelt aufnehmen, während der Stein zugleich unsere Ausstrahlung beeinflusst und je nach Eigenschaft öffnend oder schützend wirkt.

Ketten aus Steinen umgeben den Träger mit der Aura des Steins und bauen eine Art Schutzfeld um ihn herum auf. Anhänger hingegen fokussieren die Kraft des Steins und wirken deshalb häufig anziehender auf andere Menschen. Reine Steinketten (genau wie durchbohrte Steine als Anhänger und Bi-Scheiben) haben den Vorteil, dass sie auf der bloßen Haut liegen und ihre Wirkung direkt entfalten können, während sich die Kraft bei in Metall gefassten Steinen abschwächen kann, vor allen Dingen wenn sie auf eine Metallplatte montiert sind. Die Kraft des Heilsteins wird gewissermaßen vom Metall abgeschirmt.

Eine weitere Möglichkeit ist das Tragen von Armbändern aus kleinen Heilsteinen, wie sie aus der buddhistischen Tradition als Tikras bekannt sind. Auch hier ist davon abzuraten, zu viele verschiedene Steinsorten zu mischen, da sich die einzelnen Heilwirkungen sonst gegenseitig aufheben oder in Konkurrenz zueinander treten. Armbänder sind weniger offensichtlich als Halsketten und Anhänger. Entsprechend ist ihre Wirkung persönlicher und weniger auf den Kontakt mit der Umwelt ausgerichtet.

> *Auch als Schmuck getragene Steine müssen regelmäßig gereinigt und entladen beziehungsweise neu aufgeladen werden, da sie sonst auf Dauer ihre Heilkraft verlieren (siehe Seite 22f.).*

Ringe gehören ebenfalls zu einer uralten Form, Steine als Schmuck am Körper zu tragen. Wichtig ist dabei vor allen Dingen, dass der Heilstein mit der Haut in Berührung kommen kann. Er sollte also so gefasst sein, dass der Stein nach unten frei liegt. Andernfalls wird seine Wirkung erheblich geschwächt.

▪▪▪ Heilsteine auflegen

Die einfachste Form, mit Heilsteinen zu arbeiten, besteht darin, sie gezielt aufzulegen, zum Beispiel auf eine schmerzende Stelle oder in Höhe eines belasteten Organs. Über den Hautkontakt entfaltet sich die Wirkung des Steins unmittelbar auf den Organismus und zeigt sich oft sehr schnell. Wichtig ist, dass Sie sich genügend Zeit für die Behandlung einräumen. Trinken Sie im Vorfeld genügend und essen Sie eine Kleinigkeit, um den Körper auf die Aufnahme neuer Impulse vorzubereiten. Am besten legen Sie sich ganz entspannt auf den Rücken oder begeben sich in eine Position, die Ihnen angenehm ist. Nach Möglichkeit decken Sie sich zu. Während der Stein aufliegt, sollten Sie sich in einer geräuscharmen, am besten abgedunkelten Umgebung befinden, um sich ganz auf die Kraft des Steins konzentrieren zu können.

Nachdem Sie den Stein Ihrer Wahl aufgelegt haben, schließen Sie die Augen und entspannen sich. Achten Sie auf die Empfindungen, die der Stein in Ihnen weckt. Vielfach löst sich der Stein von selbst, sobald er seinen Zweck erfüllt hat. Andernfalls beenden Sie die Anwendung, wenn Sie eine ausreichende Verbesserung feststellen.

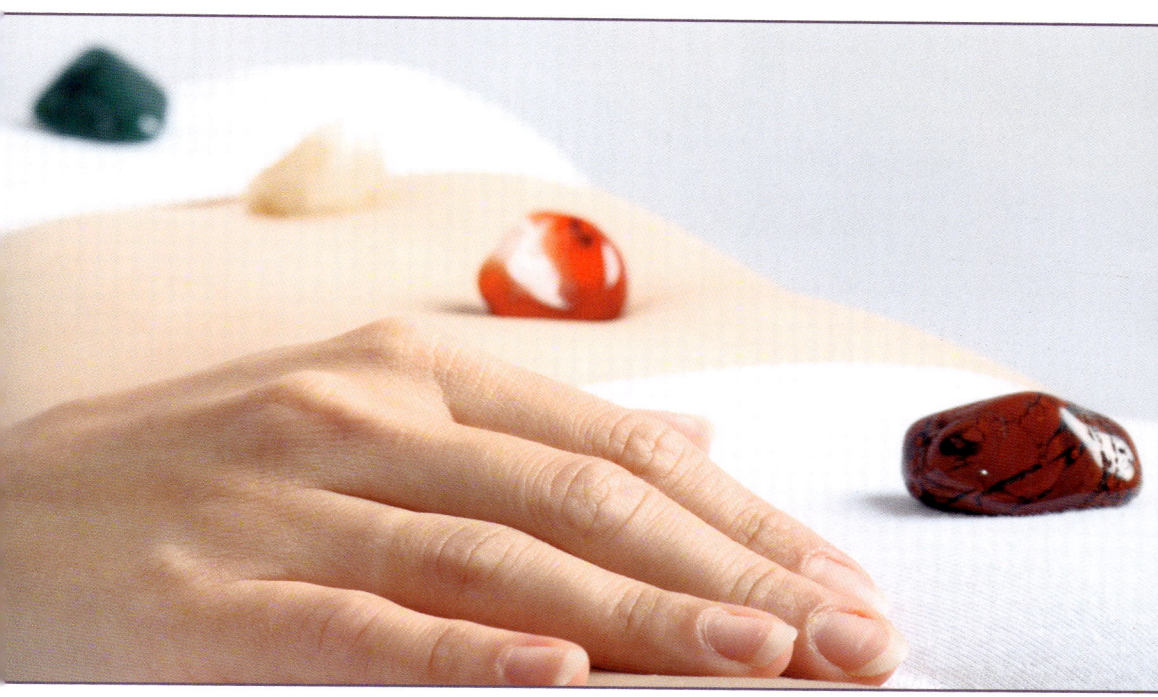

Heilsteine und Chakren

Unter Chakren (Einzahl: Chakra) versteht man nach der indischen Tradition sieben Energiezentren im Organismus, die sich von unten nach oben entlang der Wirbelsäule aufreihen und den Menschen mit Lebensenergie auf unterschiedlichen Ebenen versorgen. Sie stehen mit den Organsystemen sowie dem Nervensystem des Körpers in Wechselwirkung, können also einerseits Auskunft über Mängel im Köper geben, andererseits auch als Zugang für Heilimpulse an die entsprechenden Stellen genutzt werden. Beim Auflegen von Heilsteinen kann das System der Chakren nützliche Hinweise geben, wo am Körper ein Heilstein platziert werden sollte:

Wurzelchakra (Mūlādhāra): liegt zwischen dem Anus und dem Genitalbereich am Ende der Wirbelsäule. Es steht für Sicherheit und Geborgenheit im Leben und zeigt, wie gut wir mit beiden Beinen im Leben stehen. Auf der Organebene entspricht es dem Knochenapparat, den Extremitäten, den äußeren Genitalien, den Ausscheidungsorganen, den Zähnen, der Nase, der Stirnhöhle und der Nebennierenrinde. Empfohlene Heilsteine: Rubin, roter Jaspis.

Sexualchakra (Svādhisthāna): liegt über dem Schambein und unterhalb des Bauchnabels. Es steht für unsere Gefühlswelt, unsere körperlichen Bedürfnisse wie Nahrungsaufnahme und Sex. Auf der Organebene entspricht es den inneren Geschlechtsorganen, den Nieren, der Blase, dem Mund und der Zunge. Empfohlene Heilsteine: roter und brauner Turmalin, pink Opal, Karneol, Onyx-Marmor.

Nabelchakra (Manipūra): liegt im Bereich des oberen Bauchs, aber noch unterhalb des Brustbeins (etwa zwei Fingerbreit über dem Nabel). Es steht für unsere Persönlichkeit, unser Bedürfnis nach Selbstausdruck und Kreativität, nach Freiheit und Selbstbestimmung, nach Macht und Kontrolle über unser Leben. Organentsprechungen sind das vegetative Nervensystem, die Haut, das Bindegewebe, das Fettgewebe, die Knorpel, die Muskeln, die Augen, das Gesicht, die Haare und Nägel, der Magen, die Leber und die Galle sowie der Dünndarm und die Bauchspeicheldrüse. Empfohlene Heilsteine: Goldtopas, gelber Opal, Citrin, Pyrit-Sonne, Lapislazuli.

Herzchakra (Anāhata): liegt im Brustbereich, etwa zwischen den beiden Brustwarzen. Dieses Chakra steuert unser Bedürfnis nach Öffnung zur Welt, nach zwischenmenschlichen Beziehungen. Es steht für Liebe zu sich selbst und anderen und zeigt, wie gut wir uns auf das Leben einlassen können. Organisch entsprechen ihm die Atmungsorgane, das Herz, der Blutkreislauf, der Blutdruck, die Haut sowie die Nerven allgemein. Empfohlene Heilsteine: Rosenquarz, Mondstein, Edelopal, rosa Saphir, Paraiba-Turmalin, roter Granat.

Halschakra (Viśuddha): liegt am Kehlkopf. Mit diesem Chakra ist unsere Intuition verbunden. Mit ihm stehen wir in Verbindung mit unserer inneren Stimme und drücken das aus, was wir in uns finden – sei es über Kommunikation oder über Kunst. Das Halschakra steht für geistige Klarheit und Kontaktfreude. Organisch entsprechen ihm die Lunge, der Kehlkopf, die Kiefer, die Stimmbänder, die Speiseröhre, der Stoffwechsel, die Ohren, der Nacken und der Hals. Empfohlene Heilsteine: Chalkopyrit, Chrysokoll, blauer Fluorit, Onyx.

Stirnchakra (Ājñā): liegt in der Stirnmitte, über der Nasenwurzel, zwischen den Brauen. Das sogenannte „dritte Auge" steht für den Geist und unser Bewusstsein. Wir durchschauen, welche Rollen wir im Leben spielen und wer wir im Kern unseres Wesens sind. Hier befindet sich die Quelle unserer Spiritualität. Organisch steht das Stirnchakra für das Kleinhirn, das Gesicht, die Augen, die Ohren und die Nase sowie die Neben- und Stirnhöhlen. Empfohlene Heilsteine: Smaragd, weißer Labradorit, Jade.

Scheitelchakra (Sahasrāra): liegt genau auf dem Scheitelpunkt des Kopfes. Hier finden wir den Zugang zu unserem höheren Bewusstsein, sind an die übergeordnete kosmische Ordnung angeschlossen. Wir erfahren Führung im Leben und Konzentration auf unsere Berufung. Auf der Organebene entspricht dieses Chakra dem Großhirn und dem zentralen Nervensystem im Allgemeinen. Empfohlene Heilsteine: Topas, Apatit, blauer Saphir, Rutilquarz, Labradorit, Sugilith, Amethyst.

■■■ Heilsteine aufkleben

Intensiver als das einfache Auflegen ist, die Heilsteine auf der Haut zu fixieren und so ihre Heilkraft über einen längeren Zeitraum zu nutzen. Dabei können kleinere Trommelsteine einfach mithilfe eines Pflasters an die betroffene Stelle geklebt werden. Wer keine Pflaster verträgt, kann stattdessen auch Bandagen verwenden. In der Regel wird ein Stein auf diese Weise den ganzen Tag getragen oder sogar noch länger. Nützlich ist, sich am Morgen Notizen über das Wohlbefinden zu machen und am Abend auf Unterschiede zu achten: Was hat sich verbessert? Welche neuen Erfahrungen habe ich gemacht? Was ist sonst noch anders? Setzen Sie die Behandlung so lange fort, bis die gewünschte Verbesserung Ihrer seelischen oder körperlichen Lage eingetreten ist. Achtung: Bestimmte Steine sind für den längeren Hautkontakt nicht geeignet. Entsprechende Hinweise finden Sie bei der jeweiligen Beschreibung der einzelnen Steine.

■■■ Weitere äußerliche Anwendungen

Eine indirekte Möglichkeit, Heilsteine in Kontakt mit der Haut zu bringen, besteht darin, Wasser als Trägersubstanz zu nutzen. Edelsteinwasser (Herstellung siehe Seite 19f.) kann nämlich nicht nur eingenommen, sondern auch auf die Haut aufgetragen werden. Das ist besonders bei Hauterkrankungen, Insektenstichen und Verbrennungen empfehlenswert. Sie können das Wasser zudem in einen Zerstäuber geben und dann zur Energetisierung des Körpers durch Besprühen von Kopf bis Fuß nutzen.

Umschläge sind eine weitere Anwendungsvariante. Tränken Sie dazu ein sauberes Baumwolltuch mit dem Wasser und legen Sie es auf die entsprechende Stelle. Sie können Edelsteinwasser darüber hinaus auch als Badezusatz verwenden.

■ Heilsteine innerlich anwenden

Dass der menschliche Organismus Mineralien zur Aufrechterhaltung seiner Funktionen benötigt, ist kein Geheimnis. Eines dieser Mineralien ist zum Beispiel Salz. Aber auch andere Heilsteine wurden in pulverisierter Form häufig innerlich angewandt. Heute wird davon jedoch dringend abgeraten, denn Steinmehl ist für den menschlichen Organismus alles andere als bekömmlich, zumal in der Regel bereits Spuren genügen, um die Wirkung eines Heilsteins in sich aufzunehmen. Darüber hinaus wird heute davon ausgegangen, dass sich die

Kraft eines Steins weniger über die konkrete Materie als vielmehr über seine Ausstrahlung entfaltet. Und diese wiederum kann auf andere Medien übertragen werden, zum Beispiel auf Wasser oder Alkohol. In diesen Fällen spricht man von Edelsteinwasser beziehungsweise -elixier.

■■■ Edelsteinwasser herstellen

Indem Sie Heilsteine für eine gewisse Zeit in Wasser legen, können Sie dieses mineralisieren. In Kombination mit dem Auflegen und Tragen der Steine können Sie so eine Intensivkur für entsprechende Indikationen starten. Denn mit der Einnahme des Wassers erreichen Sie die inneren Organe unmittelbar, sodass sich die heilenden Kräfte von innen nach außen entfalten können. Auf diese Weise beugen Sie Krankheiten vor und tun Ihrem Organismus etwas Gutes. Aber auch auf der seelisch-geistigen Ebene werden Sie spüren, wie das Heilwasser für Ausgleich und Wohlbefinden sorgt.

Am besten verwenden Sie reines Regenwasser als Grundlage Ihres Edelsteinheilwassers. Sollte das nicht zur Verfügung stehen, besorgen Sie sich ein gutes, mineralsalzarmes Wasser aus dem Handel – natürlich ohne Kohlensäure. Aber auch Leitungswasser ist in Ordnung, da es durch die Heilsteine zu einem großen Teil das Leben wieder bekommt, das es durch das Stehen in den Leitungen verloren hat. Nun suchen Sie sich einen Heilstein aus, der Ihnen für Ihre derzeitige Situation geeignet erscheint. Besonders gut für die tägliche Prophylaxe sind Citrin, Hämatit, Magnesit und Rosenquarz geeignet. Achtung: Es versteht

sich von selbst, dass giftige Heilsteine nicht verwendet werden dürfen. Dazu gehören Malachit, Azurit oder Chrysokoll. Vermeiden Sie zudem eine zu „bunte" Mischung. Beginnen Sie lieber mit einem Heilstein in Reinform und ergänzen Sie dann nach und nach passende Steine, bis sich eine für Sie stimmige Kombination ergibt. Weniger ist in diesem Fall aber mehr! Verlassen Sie sich zudem auf Ihren Geschmackssinn. Denn Sie werden merken, dass jeder Stein dem Wasser einen anderen Geschmack verleiht. Und es gilt: Was gut schmeckt, ist auch gut!

Wählen Sie ein großes Gefäß aus Glas oder Keramik (kein Kunststoff) und geben Sie die gewünschte Menge Wasser hinein. Dann reinigen Sie die Heilsteine mit einer weichen Bürste und etwas Spülmittel unter fließendem Wasser und legen sie vorsichtig auf den Boden des Gefäßes (der Stein darf nicht splittern). Die Menge der Steine richtet sich nach der Größe des Gefäßes. Für ein bis zwei Liter genügen in der Regel zwei bis fünf Steine. Füllen Sie nun das Gefäß mit Wasser auf und lassen Sie es mindestens einen Tag lang stehen, ohne den Prozess zu stören. Sie müssen weder umrühren noch schütteln. Die Mineralisierung des Wassers geschieht von allein. Wenn die Sonne scheint, können Sie das Wasser auch im Sonnenlicht „ziehen lassen", das intensiviert den Prozess und verstärkt die Wirkung.

Vor dem Genuss gießen Sie das Wasser vorsichtshalber noch einmal durch ein feines Sieb, um etwaige Splitter herauszufiltern, auch wenn von Kristallen und speziell für die Wasserzubereitung grob angetrommelten Rohsteinen bei sachgemäßem Umgang keine Gefahr ausgehen dürfte. Sie können das Wasser pur trinken, Tee und Kaffe damit kochen oder es zum Zubereiten von Speisen verwenden. Auch für Tiere und Pflanzen ist das Wasser eine Wohltat: Pflanzen werden widerstandsfähiger und blühen kräftiger, das Fell von Tieren wird glänzender und sie fühlen sich sichtlich wohler.

Geht das Wasser zur Neige, belassen Sie die Steine im Gefäß und füllen es einfach wieder auf. Beachten Sie dabei, dass die Steine nicht längere Zeit „auf dem Trockenen sitzen" sollten.

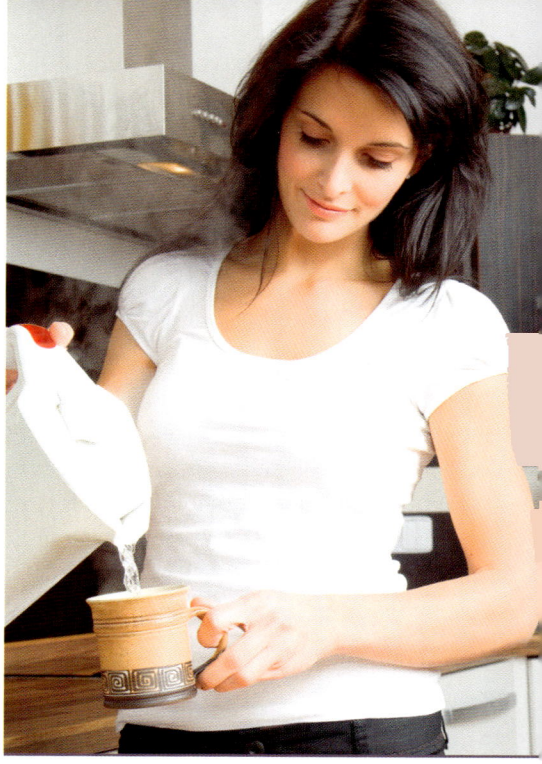

Reinigen Sie die Steine und das Gefäß zwei- bis dreimal pro Woche unter fließendem warmem Wasser, um eine Verkeimung auszuschließen.

■ Heilsteinmeditationen

Über Heilsteine zu meditieren ist wohl eine der ältesten Möglichkeiten, sich auf das Wesen des Steins und seine Bedeutung einzulassen. Dabei reicht die Bandbreite vom kontemplativen Betrachten bis hin zur Steinmeditation. Am Anfang genügt es schon, sich einen Stein auszuwählen – ob bewusst oder intuitiv – und sich ganz auf seine Gegenwart einzulassen. Nehmen Sie den Stein dazu in die Hand und betrachten ihn so konzentriert wie möglich, während Sie versuchen, alle anderen Umwelteinflüsse auszublenden. Stellen Sie über den Blickkontakt und die Berührung eine innere Verbindung zu dem Stein her. Diese Übung gelingt am besten, wenn Sie sich vor dem Kontakt mit dem Stein erst einmal ruhig hinsetzen und ganz grundsätzlich in sich hineinspüren: Wie geht es mir gerade? Welche Gefühle bewegen mich momentan? Welche Gedanken beschäftigen mich?

Dann nehmen Sie den Stein Ihrer Wahl in die Hand und beobachten, was sich in Bezug auf Ihren Körper, Ihre Emotionen und Ihre Gedanken verändert. Auf diese Weise zeigt sich der Stein in seiner ganzen spirituellen Wirkung. Wichtig bei der Heilsteinmeditation ist, dem Stein völlig unvoreingenommen und absichtslos zu begegnen – wie einem Unbekannten, den Sie zum ersten Mal sehen und mit dem Sie sich anfreunden möchten. Allerdings kann es eine Weile dauern, bis sich der Stein Ihnen offenbart.

▨ Heilsteine im Raum aufstellen

Eine sehr effektive Möglichkeit, die besondere Ausstrahlung von Heilsteinen im Alltag zu nutzen, ist das Aufstellen von Heilsteinen in der persönlichen Umgebung. Diese Methode ist schon viele Tausend Jahre alt, wie die großen Steinsetzungen der Megalithkulturen zeigen. Was die Menschen damals oder Pioniere der Geomantie wie Marco Pogačnik heute im großen Stil für ganze Landschaften bewerkstelligen, können Sie auch in Ihren eigenen vier Wänden oder an Ihrem Arbeitsplatz im Kleinen tun.

Kreise aus Trommelsteinen beispielsweise schaffen ein Kraftfeld, das die Wirkung der jeweiligen Heilsteine intensiviert (beschränken Sie sich deshalb am Anfang auf eine Steinsorte). Dabei kommt es weniger auf die Anzahl der Steine an, sondern vielmehr auf den richtigen Abstand zum Körper. Diesen muss jeder für sich selbst herausfinden. Beginnen Sie damit, die Steine so um sich herum zu legen, dass Sie sie im Sitzen gerade noch mit den Händen greifen können. Achten Sie nun auf Ihren Puls und auf das Wärmeempfinden Ihres Körpers. Steigt der Puls deutlich an und wird Ihnen zu warm, ist der Steinkreis wahrscheinlich zu eng. Werden Sie dagegen müde und frieren Sie, ist er zu weit. Stellen beziehungsweise legen Sie zunächst für jede Himmelsrichtung einen Stein, also vier (oder acht, wenn Sie die Zwischenhimmelsrichtungen berücksichtigen möchten). Sie können sich in den Steinkreis setzen, stellen oder legen. Besonders empfehlenswert und für Anfänger ein guter Einstieg sind Steinkreise aus Bergkristall oder Rosenquarz. Meditationen in einem solchen Steinkreis können tief greifende Erfahrungen auslösen und bauen einen Schutz um Sie herum auf, der noch einige Zeit anhält.

Eine weitere Anwendungsmöglichkeit ist das gezielte Aufstellen von Heilsteinen in Räumen zur Verbesserung des Raumklimas. Diese Praktik wurde schon im alten China in Form des Feng Shui angewandt und findet auch bei uns im Westen zunehmend Anhänger. Da das Aufstellen von Heilsteinen nach den Regeln des Feng Shui jedoch sehr kompliziert sein kann, muss an dieser Stelle auf weiterführende Literatur oder eine Beratung durch einen Experten verwiesen werden.

Die Pflege – *reinigen, entladen und aufladen*

Während der Anwendung erfährt ein Heilstein viele Ihrer negativen Gedanken und Spannungszustände, die er zu einem gewissen Teil in sich aufnimmt. Und während Sie selbst körpereigene Reinigungs- und Entschlackungsprozesse einleiten können, benötigt er Hilfe, um diese Belastungen wieder loszuwerden. Sonst kann es passieren, dass er seine Wirkung einbüßt oder sich sogar unangenehm anfühlt. Manchmal verändert er auch sein Aussehen, verliert seinen Glanz oder seine Farbe. Es wurde zudem beobachtet, dass energetisch verschmutzte Steine schneller verloren gehen oder von allein herunterfallen und zerspringen.

Zusätzlich entsteht durch die Fürsorge, die Sie einem Stein angedeihen lassen, eine Art Beziehung zu dem Stein. Gerade auf der seelischen Ebene werden Sie merken, dass ein Stein, dem Sie sich regelmäßig widmen, Ihnen immer zugänglicher wird und sich ein größeres Vertrauen zu ihm aufbaut. Nehmen Sie sich also die Zeit!

Das Reinigen und Entladen der Steine sowie das anschließende Wiederaufladen geschieht in folgenden Schritten:

Schritt 1: Säubern Sie den Stein regelmäßig unter fließendem Wasser. Das Abspülen unter klarem Wasser ist eine Standardprozedur, die den Stein erfrischt und ihn von den gröbsten energetischen Verschmutzungen reinigt. Halten Sie den Stein für etwa eine halbe Minute unter den Wasserhahn und reiben Sie ihn mit etwas Spülmittel oder einer speziellen Waschlotion sauber. Sie können dazu auch eine weiche Bürste verwenden. Allerdings gibt es einige Steine, die Wasser nicht gut vertragen, weil sie zu porös sind oder eine empfindliche Oberfläche haben. Diese können alternativ im Eisfach des Kühlschranks entladen werden. Am besten legen Sie den Stein oder das Schmuckstück dazu in eine verschließbare Tüte.

Schritt 2: Reinigen Sie den Stein energetisch. Viele der aufgenommenen Informationen bleiben auch nach der Reinigung mit Wasser noch im Stein gebunden. Um diese aus der Struktur des Steins zu lösen, können Sie andere Steine nutzen, die besonders entladend wirken. An erster Stelle ist in diesem Zusammenhang der Amethyst zu nennen, vor allem in der Form einer Druse oder eines Drusenstücks. Dabei gilt: Je dunkler der Amethyst und je geschlossener die Druse, umso intensiver ist die Fähigkeit, Störungen aus einem Stein zu löschen. Legen Sie den zu entladenden Stein einfach in die Druse, am besten über Nacht. Grundsätzlich können Sie Ihre Heilsteine auch länger darin aufbewahren, doch nach etwa acht Stunden ist der Stein von allen belastenden Informationen befreit.

(Die Druse muss natürlich auch – wie in Schritt 1 beschrieben – regelmäßig gereinigt werden.)

Eine andere Möglichkeit, negative Informationen zu neutralisieren, ist ein Bett aus Hämatitsteinchen, die in eine Glasschale gegeben werden. Platzieren Sie den zu reinigenden Stein einfach zwischen den Steinchen. Nach 20 Minuten gilt der Stein als entladen. Weitere Steine, die entladend wirken, sind Pyrit und Magnetit. Bei diesen genügt es, den zu entladenden Heilstein einfach daraufzulegen. Das ist übrigens auch der Grund, warum entladende Heilsteine immer getrennt von anderen Heilsteinen aufbewahrt werden sollten. Alternativ können Sie den zu entladenden Stein kräftig schütteln oder ihn der Mittagssonne aussetzen.

Schritt 3: Laden Sie den Stein neu auf. Die natürlichste Form der Aufladung erfolgt im Licht der Sonne oder – in einigen wenigen Fällen – des Mondes. Diese beiden großen Lichter des Himmels geben dem Stein seine natürliche Kraft wieder und verstärken seine Wirksamkeit. Für die Sonne gilt, dass die Morgensonne die stärkste Kraft hat, während die UV-lastige Mittagssonne eher gemieden werden sollte (außer beim Hämatit). Entsprechende Hinweise finden Sie in den jeweiligen Stein-Porträts. Alternativ können Sie aber auch hier auf die Unterstützung anderer Heilsteine zurückgreifen, allen voran auf den Bergkristall:

Bilden Sie eine Bergkristallgruppe und legen Sie den aufzuladenden Heilstein mehrere Stunden in ihre Mitte. Mondlicht liebende Steine können darüber hinaus in einer Achatdruse aufgeladen werden.

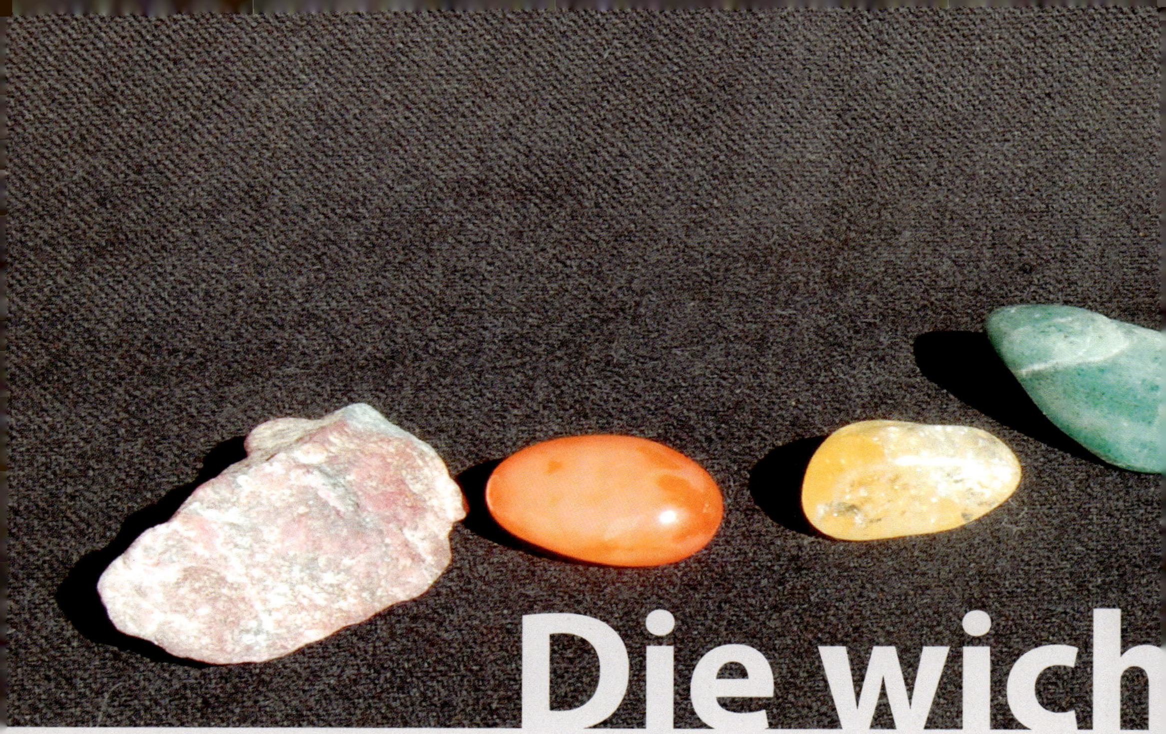

Die wich

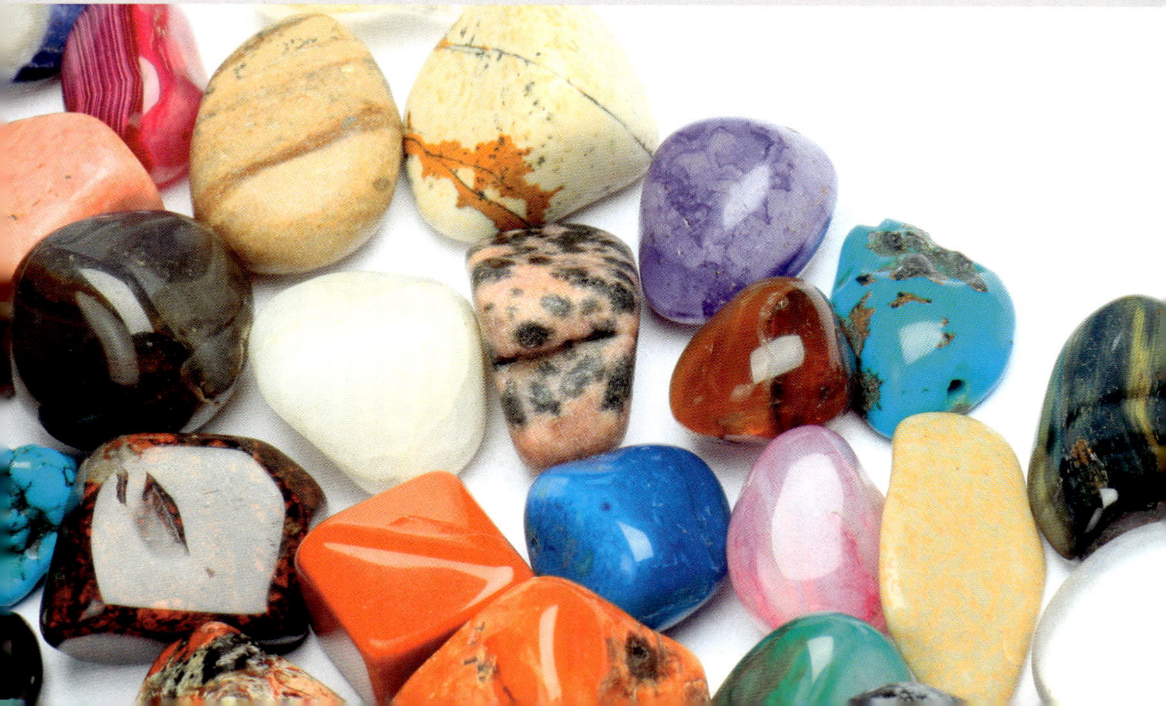

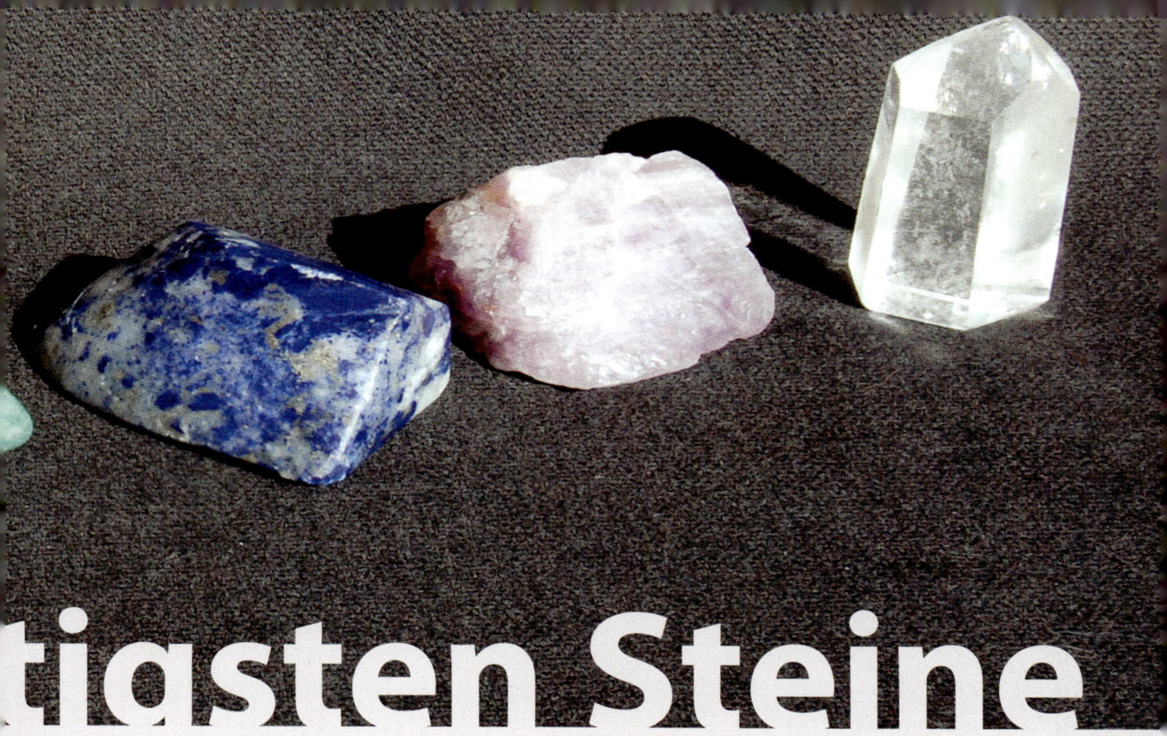

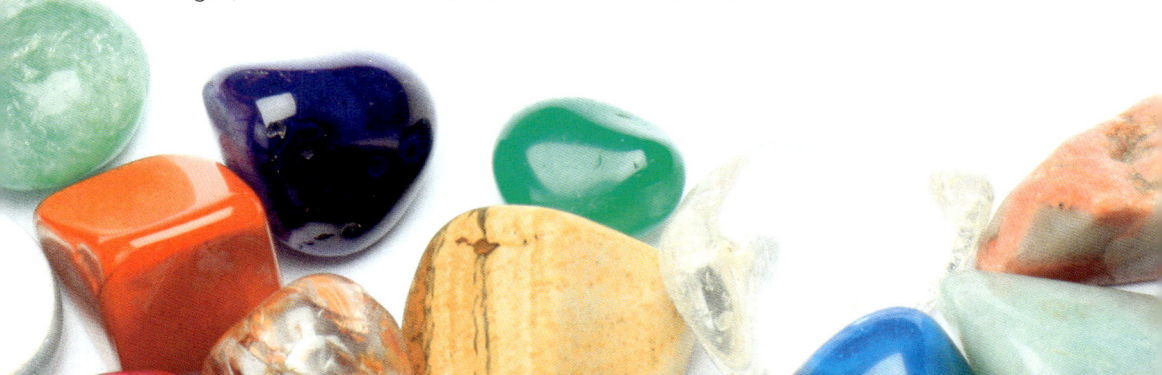

...tigsten Steine

Die 50 wichtigsten Heilsteine im Porträt –
Heilwirkung, Indikation und Anwendung

Heilsteine gibt es in allen Farben des Regenbogens, in unzähligen Formen und Zusammensetzungen. Um sich in diesem funkelnden Reich der Mineralien zurechtzufinden, erhalten Sie auf den folgenden Seiten einen Überblick über die 50 wichtigsten Steine. Sie erfahren alles Wissenswerte über die Geschichte des jeweiligen Minerals sowie seine Wirkung und erhalten wertvolle Empfehlungen zur Anwendung sowie zur besonderen Pflege. Sie werden schnell merken: Die Gegenwart von Steinen tut nicht nur Körper, Geist und Seele gut, sondern macht das Leben reicher und erfüllter.

Der Achat – *Ruhe und Sammlung*

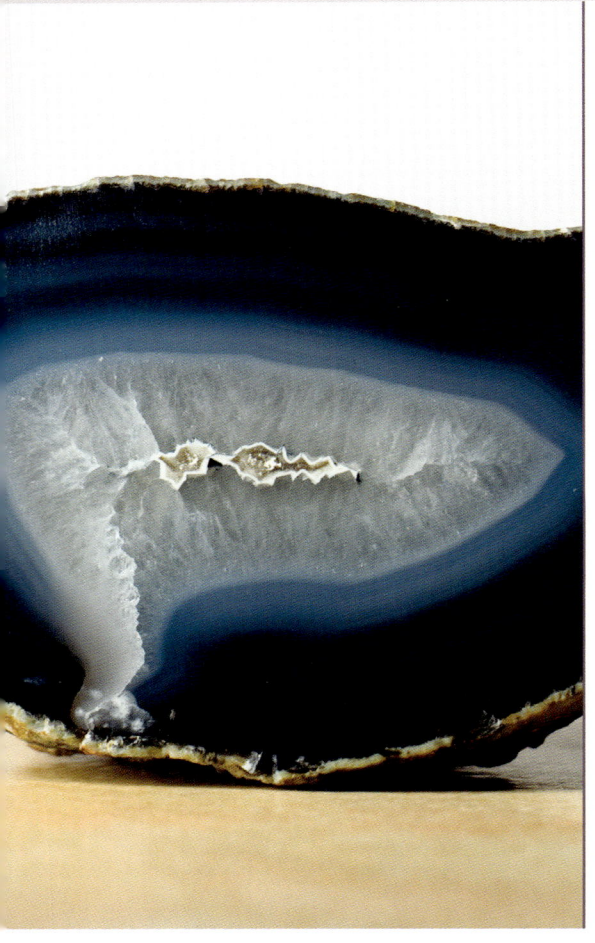

Der Achat kommt in unzähligen Form- und Farbvarianten vor. Entsprechend zahlreich sind die Namen, mit denen die Gestalten des Achat belegt werden: Augenachat, Bandachat, Festungsachat, Feuerachat, Landschaftsachat, Schlangenachat, Wolkenachat und viele mehr. Kein Stein gleicht dem anderen, jeder ist ein Individuum. Die Bandbreite der Farben zeigt das gesamte Spektrum von Rot über Orange zu Braun und Gelb, von Weiß über Grau zu Schwarz und Graublau. Charakteristisch für den Achat sind klar voneinander abgegrenzte Bänder, welche die typischen Muster und Zeichnungen ergeben. Der Name des Achat soll übrigens auf den sagenhaften Fluss Achates in Sizilien zurückgehen, an dessen Ufern der Stein angeblich zuerst entdeckt wurde.

Allgemein entspricht der Achat dem Sternzeichen des Wassermanns, doch muss jeder Stein individuell betrachtet werden.

◼ Heilwirkung und Indikation

Achate werden schon lange als Schmucksteine geschätzt. Als Heilstein ist er vielfältig einsetzbar, wobei die jeweilige Gestalt des einzelnen Steins letztlich ausschlaggebend für die Heilwirkung ist: Der Augenachat unterstützt die Heilung der Netzhaut und der Bindehaut des Auges, Festungsachate helfen bei Blasenschwäche und Blasenentzündungen, Feuerachate stimmen fröhlich und lindern Darmprobleme, Flammenachate helfen

Der Achat ist auch ein kraftvoller Schutzstein, der negative Einflüsse fernhält. Als Schutzamulett getragen vermittelt er ein Gefühl der Geborgenheit und Behaglichkeit.

bei grippalen Infekten. Konzentrische Bänderungen weisen auf eine zentrierende Kraft hin, fördern also Konzentration und führen in die eigene innere Mitte. Sie wirken stabilisierend und helfen bei der Verarbeitung von Erfahrungen.

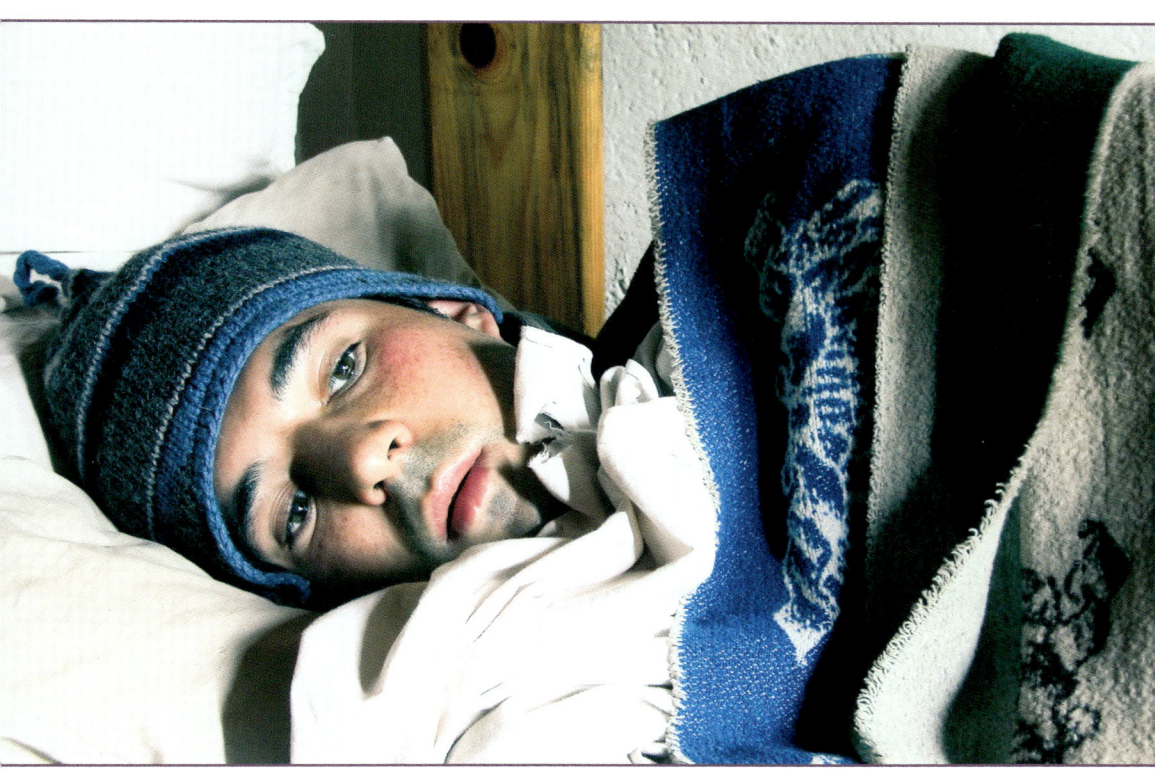

■ So wenden Sie den Achat richtig an

Am besten legen Sie Achate als Scheiben oder Trommelsteine in der entsprechenden Körpergegend direkt auf die Haut. Auch das Herstellen eines Steinelixiers hat sich bewährt. Wünschen Sie sich mehr Schutz, sollten Sie den Achat Ihrer Wahl dauerhaft als Kette tragen. Doch schon das meditative Betrachten dieses wunderschönen, einzigartigen Steins wird sich positiv auf Leib und Seele auswirken.

Der Achat wird am besten im Mondlicht aufgeladen.

Der Amazonit – *Ausgleich und Harmonie*

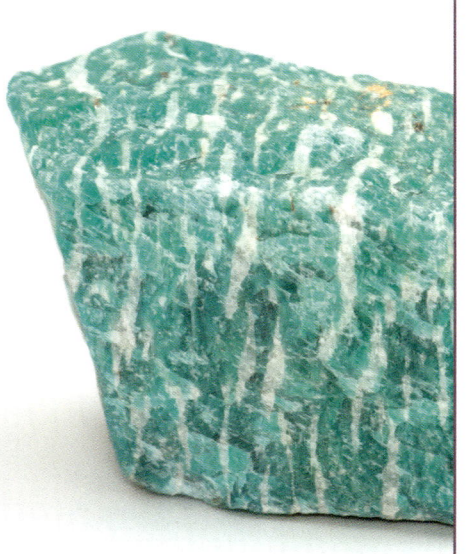

Von blassgrün bis türkis und grasgrün glänzt der Amazonit. Er ist ein kompakter, nicht durchscheinender Stein, der sich anhand seiner typischen feinen, hellen Streifen gut vom Jadestein (Nephrit) und Türkis unterscheiden lässt. Sein Name rührt einerseits vom Amazonasstein her, auf den der berühmte Forscher Alexander von Humboldt einst am Ufer des gleichnamigen Flusses stieß (dabei handelte es sich allerdings nicht um einen Amazonit, sondern um einen Nephrit). Andererseits ist auch an eine Herleitung von den sagenhaften Amazonen zu denken, da der Amazonit der Legende nach aus dem „Land der Frauen ohne Männer" stammen soll.

Seiner Wirkung nach steht der Amazonit dem astrologischen Prinzip des Krebses nahe.

■ Heilwirkung und Indikation

Neben seiner Verwendung als Schmuckstein gehört der Amazonit zu den klassischen Heilsteinen und wird in vielfältigen Formen angeboten. Ihm wird eine beruhigende Wirkung nachgesagt, weil er bei Unruhe und Stimmungsschwankungen für Ausgleich sorgt. Gerade wenn die Gefühle Achterbahn fahren, Sie sich innerlich zerrissen und voller Widersprüche fühlen, ist der Amazonit das Mittel der Wahl. Seelischer Schmerz wird gelindert.

Auf der körperlichen Ebene stärkt der Amazonit die Nerven und unterstützt die Heilung von Erkrankungen des zentralen Nervensystems. Ganz klassisch kommt er bei Menstruationsbeschwerden zum Einsatz und findet als Geburtshelfer Anwendung. Es wird berichtet, dass Amazonit zudem bei der Rauchentwöhnung unterstützend wirken kann.

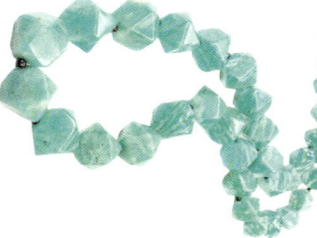

■ So wenden Sie den Amazonit richtig an

Am besten wird der Amazonit direkt auf die verspannte oder schmerzende Körperstelle gelegt. Möchten Sie von seinen seelischen Wirkungen profitieren, sollten Sie ihn längere Zeit körpernah tragen, zum Beispiel als Kette oder Amulett. Auch als Edelsteinwasser hat er sich bewährt, das in Krisenzeiten regelmäßig getrunken wird, bis eine deutliche Beruhigung zu spüren ist. Zur Unterstützung des Geburtsprozesses wird der Amazonit mit dem Einsetzen der Wehen in der Hand gehalten.

Laden Sie den Amazonit möglichst im Licht der Morgensonne auf.

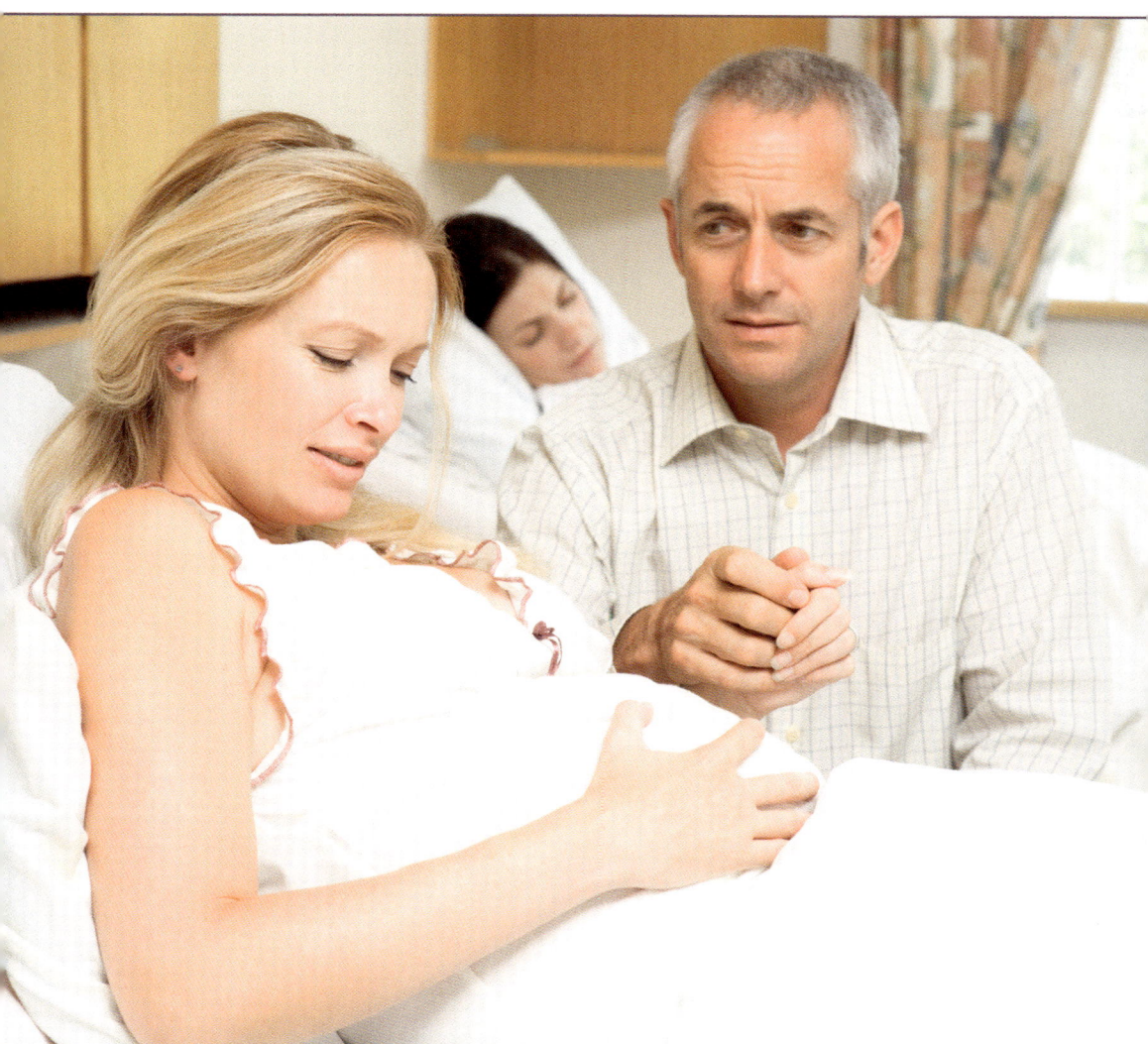

Der Amethyst – *Friede und Versöhnung*

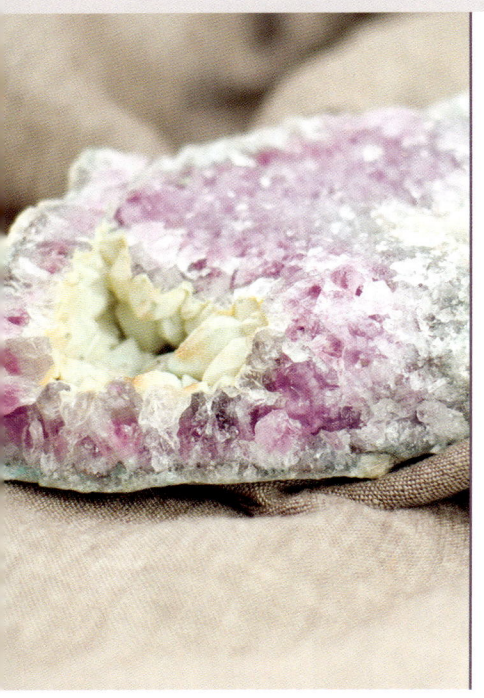

Der violett- bis purpurfarbene Amethyst ist seit Menschengedenken ein hoch geschätzter Schmuck- und Heilstein. Er gilt als der klassische Stein der Freundschaft und schenkt Glück in der Liebe. Sein Name verrät bereits seine hauptsächliche Wirkung: améthystos, („unberauscht"). Besonders beliebt sind die sogenannten Amethystdrusen. Das sind in Gesteinsblasen vulkanischen Ursprungs zu findende Kristallflächen mit bis zu 3 Zentimeter großen Kristallspitzen. In diesen Drusen lassen sich Heilsteine aller Art besonders gut aufbewahren und reinigen. Sie sind daher für alle Heilsteinkundigen ein wichtiges und begehrtes Accessoire.

Das astrologische Prinzip, das die Wirkung des Amethyst am besten beschreibt, ist das des Steinbocks.

■ Heilwirkung und Indikation

Wie bereits angedeutet sorgt der Amethyst für Nüchternheit und Klarheit. Er reinigt von negativen Einflüssen und hilft Ihnen, sich auf das Wesentliche zu konzentrieren. Die Gegenwart eines Amethyst gibt einem Raum Ruhe und Struktur. Überall, wo Sie sich besinnen und zu sich kommen wollen, werden Sie die Ausstrahlung dieses Steins deshalb zu schätzen wissen, zum Beispiel im Arbeitszimmer oder in einem Meditationsraum (hier besonders als Druse, die zudem einen ganz besonderen ästhetischen Reiz hat).

Körperlich wirkt der Amethyst entkrampfend und schmerzlindernd. Er hat sich insbesondere bei Kopfschmerzen und Migräne bewährt, aber auch bei Erkrankungen der Atemwege, der Haut und des Darmtraktes.

◼ So wenden Sie den Amethyst richtig an

Schon allein der Anblick eines Amethyst wirkt wohltuend und zentrierend. Vieles von dem, was Sie zuvor beunruhigt hat, wird auf einmal klar und Sie können Frieden finden. Ein unter das Kopfkissen gelegter Trommelstein oder ein Amethystdrusenstück auf dem Nachttisch schenkt klare Träume. Sie helfen zudem, das Tagesgeschehen zu verarbeiten, und sorgen so, vor allem in Stresszeiten, für einen tiefen, erholsamen Schlaf. Amethystkristalle können – wo nötig – unmittelbar auf die Haut gelegt oder als Schmuck über längere Zeit getragen werden.

Der Amethyst wird am besten im Mondlicht aufgeladen.

> *Ebenfalls besonders empfehlenswert ist der Amethyst für Schüler und Studenten. Denn er hilft bei Lernschwierigkeiten und nimmt die Angst vor Prüfungen.*

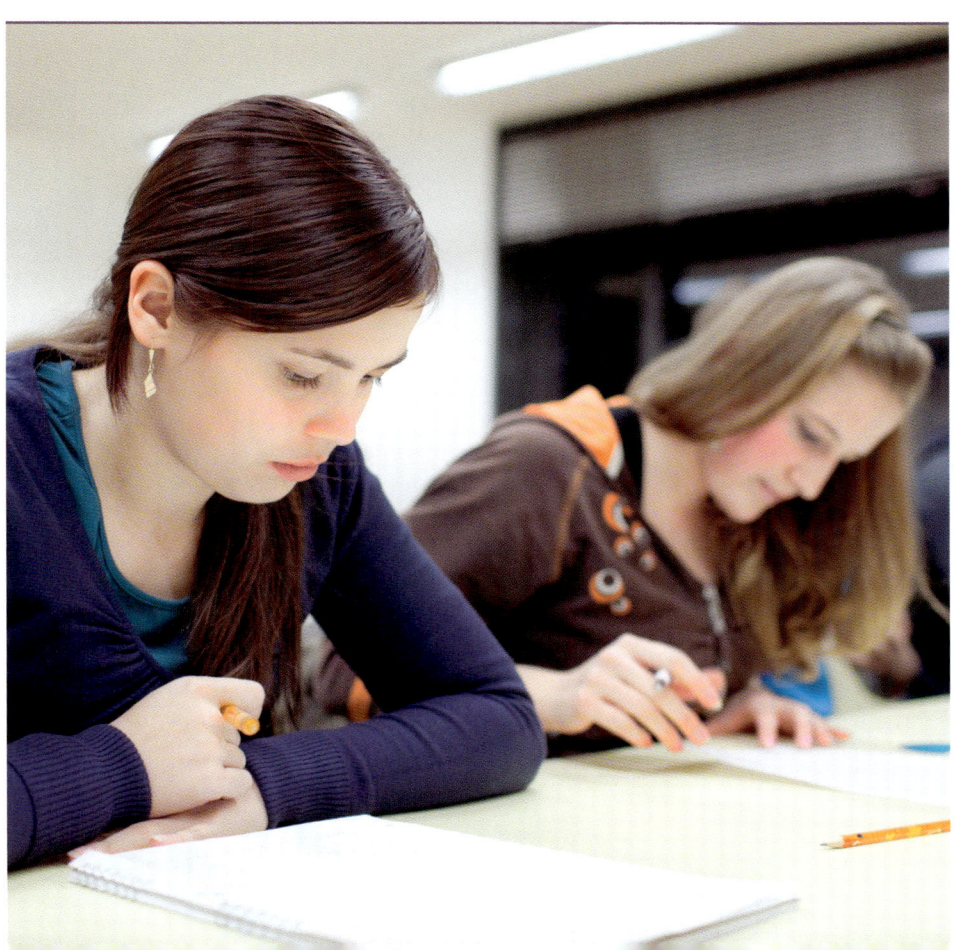

Der Apatit – *Antrieb und Motivation*

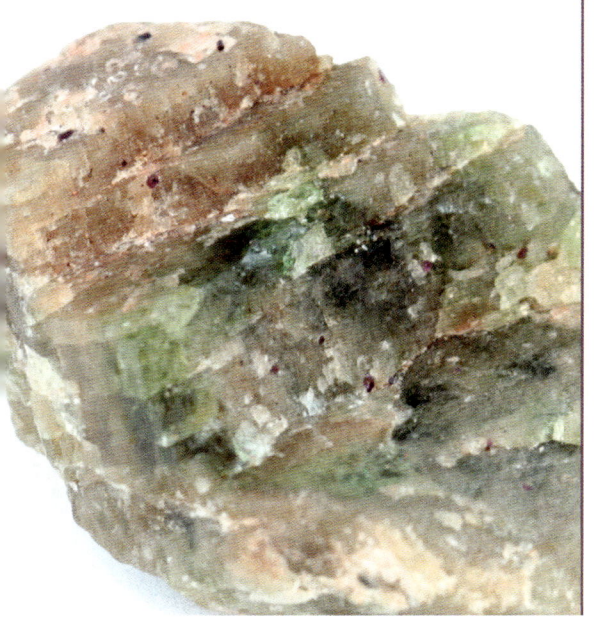

Weil er oftmals mit anderen Mineralien wie dem Aquamarin, Beryll, Saphir oder Topas verwechselt wird, erhielt dieser Stein den Namen Apatit, was so viel wie „der täuschende Stein" heißt. Die glänzenden Kristalle zeigen sich von farblos bis grünlich, bläulich und gelblich. Mit seinem geringen Härtegrad – der ihn von den oben genannten Steinen unterscheidet – ist er nur selten als geschliffener Schmuckstein zu finden und wird eher als Trommelstein angeboten oder in kleinen Kristallen.

Astrologisch bedient der Apatit die Themen der Tierkreiszeichen Zwillinge und Schütze.

■ Heilwirkung und Indikation

Der Apatit stellt Kontakt her und öffnet für die Einflüsse der Welt. Sie bekommen wieder Lust, am Leben teilzunehmen und eine aktive Rolle im Geschehen zu spielen. Gerade wenn Sie das Gefühl haben, alles stagniert, setzt der Apatit neue Impulse, die wieder Abwechslung und Schwung in Ihr Leben bringen. Zugleich hilft er Ihnen, die neu gewonnene Kraft auf ein Ziel zu richten und bestehende

Bedenken bezüglich Ihrer Vorhaben zu zerstreuen. Optimistisch blicken Sie in die Zukunft und fühlen sich motiviert. Aus diesem Grund ist der Apatit der Stein des Erfolgs.

Aber auch körperlich aktiviert er und regt an. Er unterstützt alle Prozesse, in denen sich Zellen neu bilden sollen, hilft bei der Heilung von Knochen und Knorpeln.

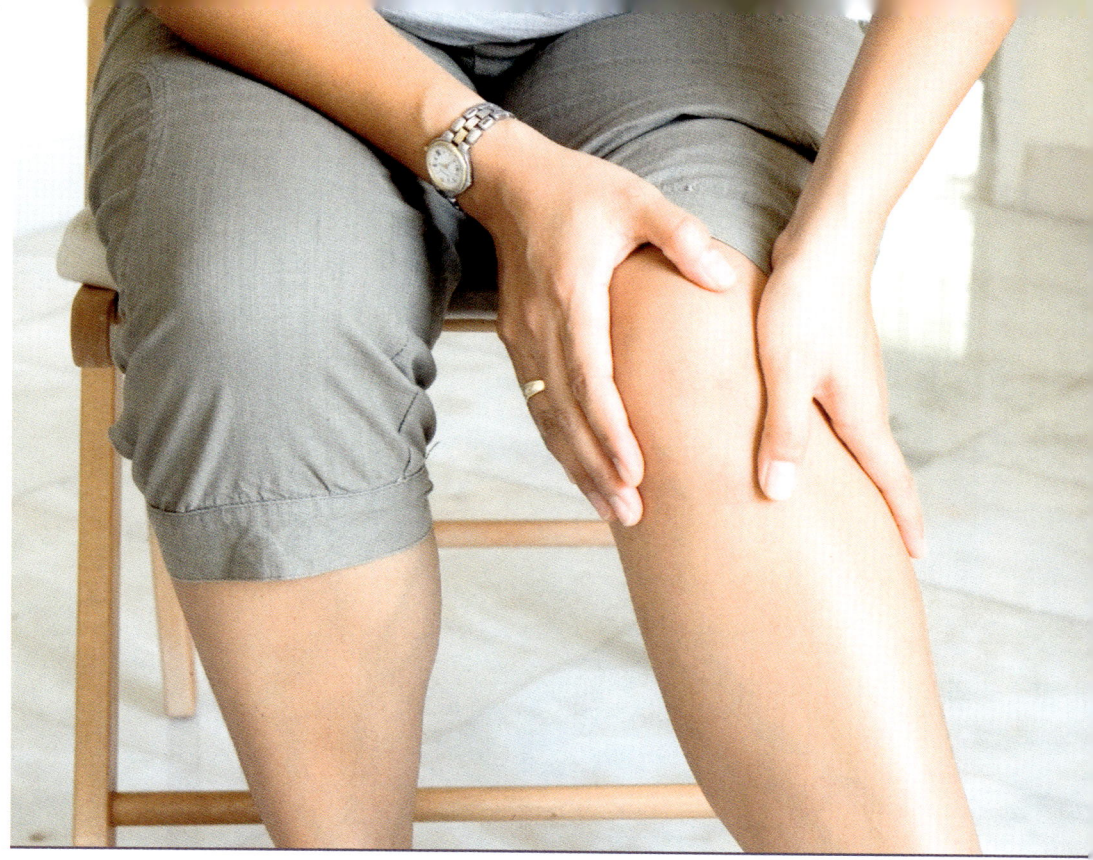

■ So wenden Sie den Apatit richtig an

Der Körperkontakt ist beim Apatit besonders wichtig. Entsprechend wird er direkt auf die betroffenen Körperstellen aufgelegt. Möchten Sie von den seelischen und geistigen Wirkungen profitieren, tragen Sie ihn längere Zeit bei sich oder platzieren Sie ihn gut sichtbar auf dem Schreibtisch.

Der Apatit wird am besten im Licht der Morgensonne aufgeladen.

Es wird berichtet, dass das regelmäßige Trinken von Apatitwasser die Fettverdauung hemmt beziehungsweise den Fettabbau begünstigt: vor jeder Mahlzeit ein Glas Edelsteinelixier trinken sowie morgens ein Glas auf nüchternen Magen.

Der Aquamarin – *Weitblick und Ausdauer*

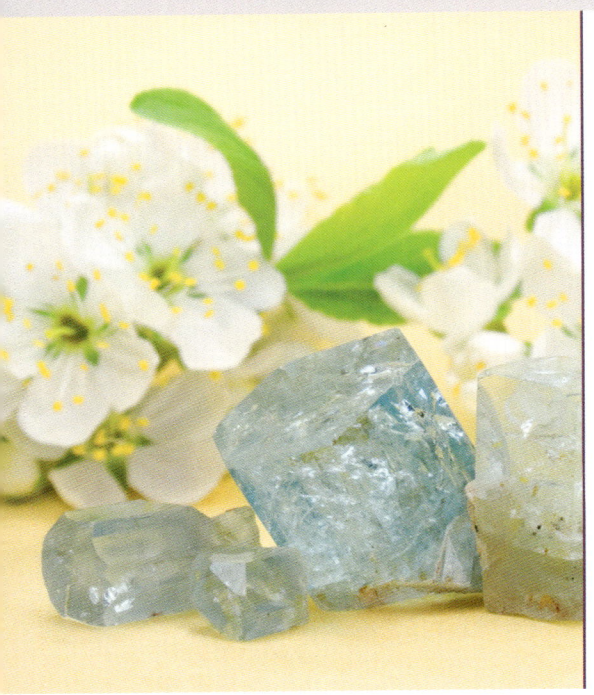

Der Name dieses durchscheinenden, blassblauen bis meergrünen Steins verweist auf seine Farbe: Aqua marina („Meerwasser"). Seit der Renaissance zählt er zu den bedeutendsten Heilsteinen und wird vielfältig eingesetzt. Aber auch als Schmuckstein ist er sehr beliebt. Vorsicht ist jedoch vor Fälschungen geboten, denn so mancher gelbe Beryll wird durch Bestrahlung blau und nimmt damit das Aussehen des Aquamarin an. Auch Imitationen aus Glas und Quarz sind im Umlauf.

Astrologisch betrachtet vereint der Aquamarin die besten Züge der Zeichen Schütze und Steinbock in sich.

■ Heilwirkung und Indikation

Der Aquamarin hilft Ihnen, Ihre Ziele im Auge zu behalten. Er steigert Ihre Ausdauer und es gelingt Ihnen leichter, etwas Begonnenes auch zu Ende zu bringen. Sie fühlen sich innerlich ruhig und zufrieden. Weil er den Blick für das öffnet, was noch an Gutem vor Ihnen liegt, schenkt er Ihnen zudem ein Gespür für Gelegenheiten, die Ihre geistige Entwicklung fördern. Sie werden sich selbst und anderen gegenüber toleranter.

Auf der körperlichen Ebene harmonisiert er den Hormonhaushalt und stabilisiert das Immunsystem. Typische überschießende Reaktionen, die sich in Hautirritationen und Allergien äußern, werden vom Aquamarin gelindert. Es wird auch berichtet, dass er zur Verbesserung von Fehlsichtigkeit beiträgt.

Der Aquamarin gilt als Symbol der Reinheit und als Glücksbringer für Verlobte. Er soll die Liebe vertiefen und eine glückliche Ehe versprechen.

▪ So wenden Sie den Aquamarin richtig an

Der Aquamarin kann sowohl bei Augenleiden wie auch bei nachlassender Sehkraft eingesetzt werden. Legen Sie ihn dazu abends eine Weile auf die geschlossenen Augenlider. Bewährt hat er sich auch bei Heuschnupfen: Tragen Sie ihn noch vor dem ersten Pollenflug regelmäßig am Körper, zum Beispiel als Kette oder als Amulett. Unterstützend bei Hautirritationen wirkt die Behandlung mit Aquamarinelixieren. Die ruhige Betrachtung des Steins hilft, in Prüfungssituationen oder bei großer Unruhe wieder einen klaren Kopf zu bekommen.

Der Aquamarin sollte möglichst im Licht der Morgensonne aufgeladen werden.

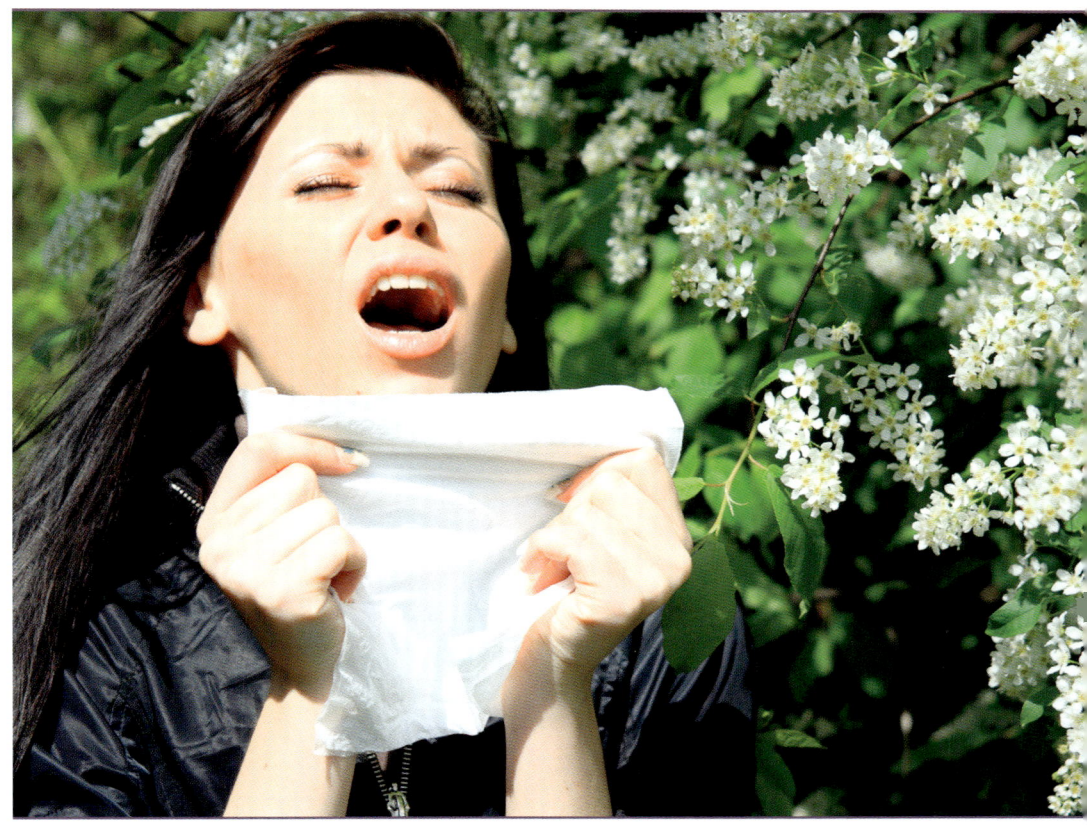

Der Aventurin – *Unbeschwertheit und Entspannung*

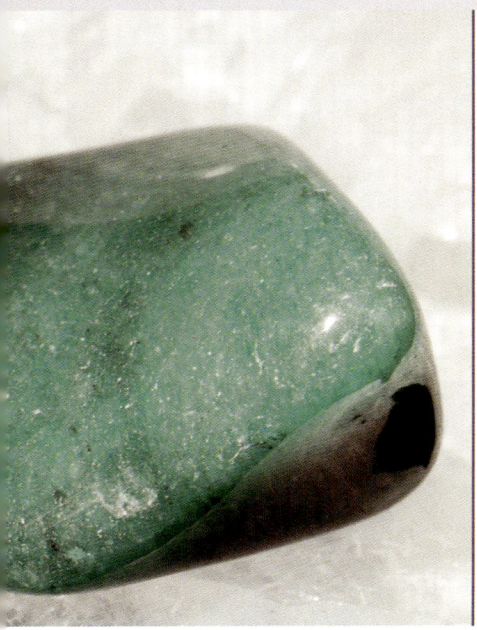

Der Aventurin ist ein besonders beliebter, weil preiswerter, Heilstein. In seinem Namen ist das italienische „a ventura" mit der Bedeutung „aufs Geratewohl" enthalten, ein Hinweis auf die wie willkürlich eingelagerten Mineralschüppchen, die dem Stein einen leicht metallischen Glanz verleihen, das auch „Aventurisieren" genannt wird. Je nach eingeschlossenem Mineral bekommt der Aventurin eine andere Farbe (Blau, Grün, Gelb, Orange oder Rot). Der blaue Aventurin wird auch Blauquarz genannt.

Seiner Wirkung nach ist der Aventurin grundsätzlich dem Löweprinzip zuzuordnen. Je nach Farbgebung kommen aber weitere Entsprechungen ebenfalls infrage.

■ Heilwirkung und Indikation

Auf der seelischen Ebene fördert der Aventurin die Selbstbestimmung. Sie spüren, dass Sie ein Individuum mit einem von anderen unabhängigen Willen sind. Sie erkennen, dass Sie der Welt etwas Einzigartiges zu geben haben, und bekommen Lust, sich selbst zu verwirklichen. Zweifel schwinden und Ängste werden abgebaut. Da er zudem beim Loslassen von Sorgen hilft, ist er ein hervorragender Stein bei Einschlafschwierigkeiten.

Auf der körperlichen Ebene regt der Aventurin die Fettverbrennung an. Besonders der rote Aventurin stärkt das Herz und bringt den Kreislauf in Schwung, während der grüne

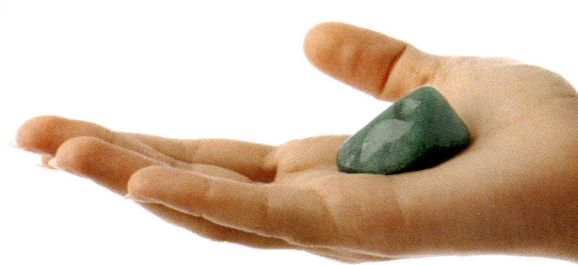

Aventurin den Heilungsprozess bei Strahlenschäden wie Sonnenbrand und Sonnenstich unterstützt sowie die Symptome von Allergien lindert, insbesondere Ausschläge. Der blaue Aventurin wirkt ebenfalls kühlend und entspannend.

■ So wenden Sie den Aventurin richtig an

Der Aventurin entfaltet seine Wirkung besonders gut, wenn er über längere Zeit auf der Haut getragen wird, bei akuten Problemen sollten Sie ihn unmittelbar auflegen. Bei Sonnenbrand hat sich bewährt, sich in einen Steinkreis aus Aventurin zu legen und dort für einige Zeit zu verweilen. Meditationen über diesen Stein helfen, sich in unruhigen Zeiten schneller zu entspannen und das innere Gleichgewicht zu finden. Gleichzeitig kann in Stresssituationen das Trinken von Aventurinwasser förderlich sein.

Probieren Sie bei Muskelverspannungen einmal Folgendes: Legen Sie einen mittelgroßen Avenutrin in einen Viertelliter hochwertiges Olivenöl und belassen Sie ihn mindestens 24 Stunden darin. Anschließend massieren Sie mit dem Stein die verspannten Partien.

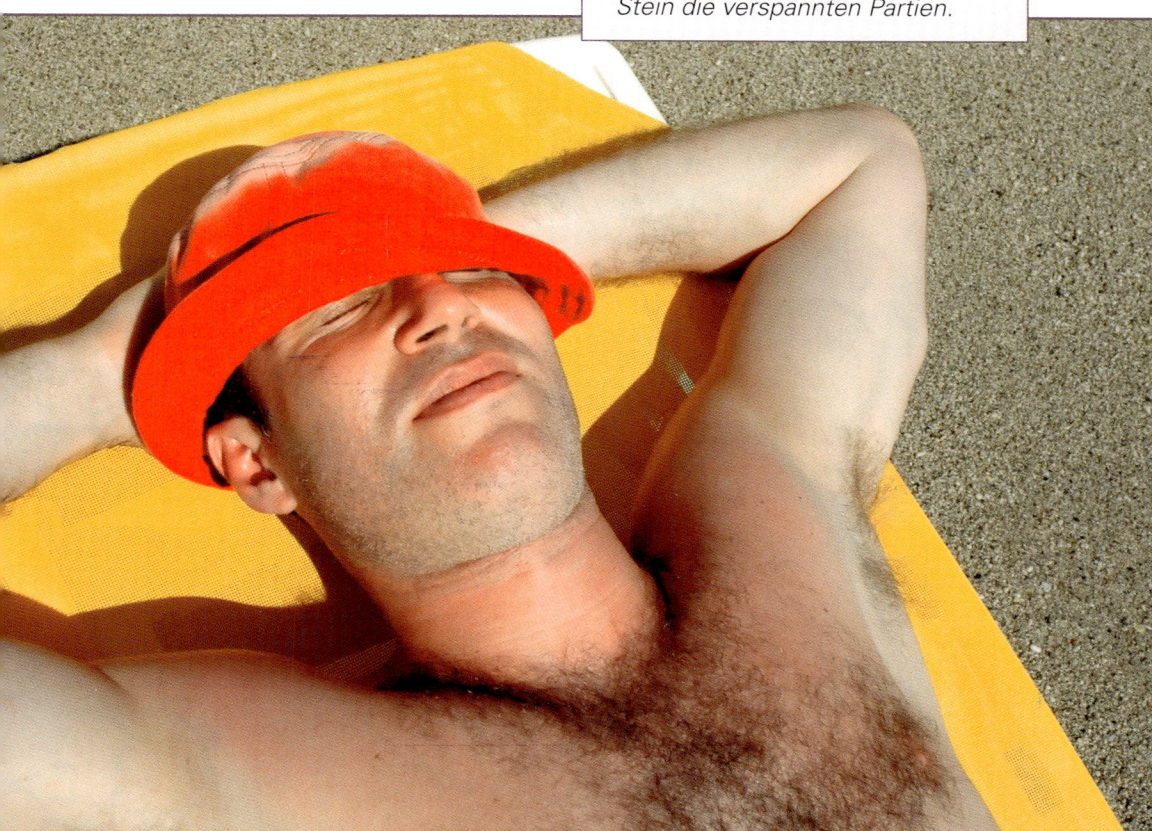

Der Bergkristall – *Klarheit und Neutralität*

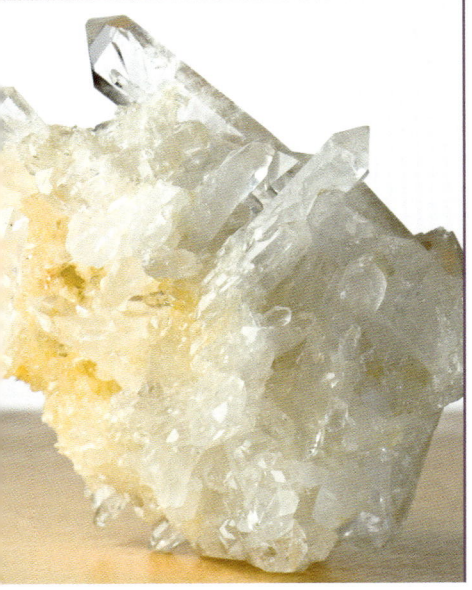

Der Name Bergkristall stammt von dem griechischen Wort krystallos („Eis"), denn man glaubte, dass es sich dabei um extrem tief gefrorenes Eis handle, das nicht mehr auftauen könne. Das klare Mineral kommt in verschiedenen Formen vor, die Einfluss auf seine Heilwirkung haben: Die Generatorkristalle mit ihren zentrierten Spitzen lenken Energien, die konisch zulaufenden Laserkristalle sind ideal für die Arbeit an Energiepunkten, Sammelkristalle nehmen Energien gut auf, Doppelender schaffen eine Verbindung zwischen zwei Polen.

Ungeachtet der Vielfalt in der Form werden Bergkristalle dem Steinbockprinzip zugeordnet.

■ Heilwirkung und Indikation

So klar und rein wie der Bergkristall ist, wird auch die Wahrnehmung in seiner Gegenwart. Sie erkennen, was gerade wichtig ist, alles Überflüssige tritt in den Hintergrund. Bei schwierigen Entscheidungen hilft Ihnen der Bergkristall, ein Urteil zu fällen, das auf Fakten und nicht auf Emotionen beruht. Sie lernen, zwischen Ihren eigenen und den Bedürfnissen anderer zu unterscheiden, und können so herausfinden, was Sie wirklich wollen.

Auf der körperlichen Ebene ist der Bergkristall vielseitig einsetzbar, in erster Linie wirkt er aber ausgleichend. Das heißt: Wo wenig Energie vorhanden ist, regt er an, wo Energie überschießt, beruhigt er.

■ So wenden Sie den Bergkristall richtig an

Der Bergkristall kann bedenkenlos über einen längeren Zeitraum getragen werden, zum Beispiel als Anhänger oder als Kette. Für den gezielten Einsatz wird die Spitze eines Kristalls auf bestimmte Körperpartien gerichtet, um dorthin die Energie zu lenken. Soll Energie abgezogen werden, streicht man die flache Seite des Kristalls über die betroffenen Stellen. Bergkristalle eichen sich über die Zeit auf eine bestimmte Verwendung, daher sollten Sie einen bestimmten Kristall nur für bestimmte Zwecke einsetzen

und sich im Zweifel mehrere Kristalle anschaffen, also einen für Meditationen, einen anderen für körperliche Behandlungen usw.

Laden Sie den Bergkristall am besten im Licht der Morgensonne auf.

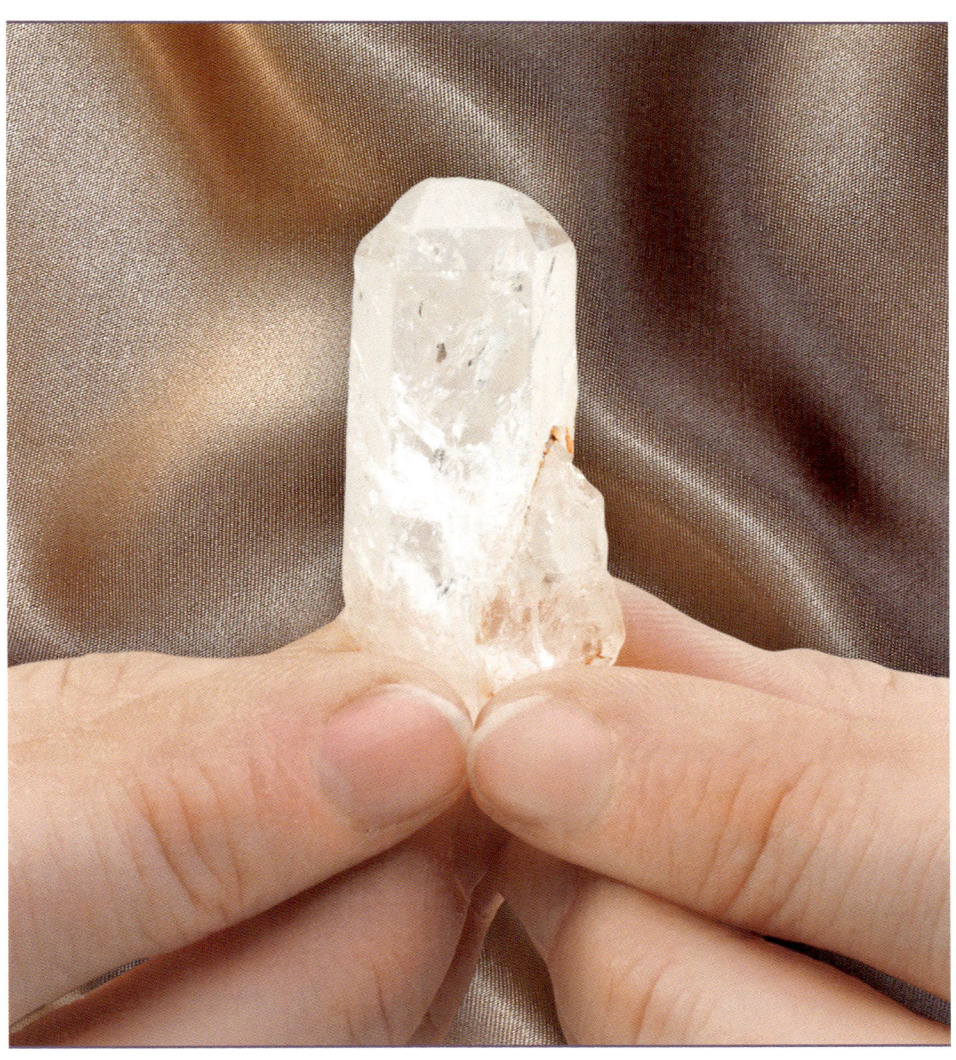

Der Bernstein – *Sorglosigkeit und Vertrauen*

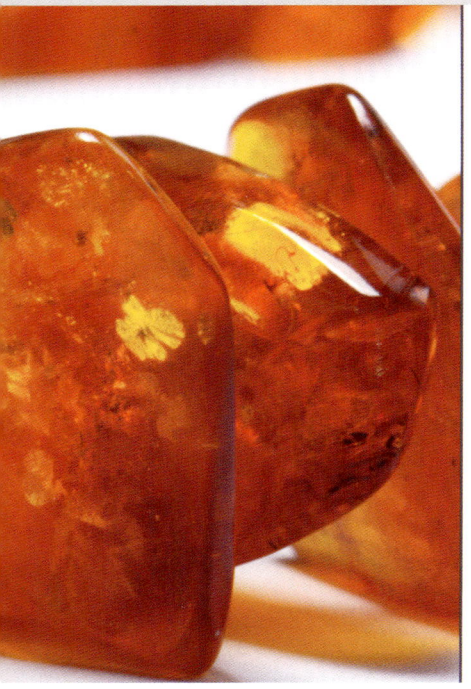

Kaum ein Heilstein ist so sagenumwoben wie der Bernstein, der brennende Stein. Es handelt sich dabei um mehr als eine Million Jahre altes versteinertes Harz, das schon im Altertum für kostbarsten Schmuck verwendet und für seine Heilkraft geschätzt wurde. Typisch sind die goldgelbe Färbung und das leichte Gewicht. Oft finden sich kleinere Einschlüsse wie Rindenstückchen, Pflanzensamen und Insekten. Der Sage nach sind Bernsteine die Tränen der Sonnentöchter, die um den Tod ihres Bruders Phaeton weinten, der vom Blitz des Zeus getroffen in den Fluten des Meeres ertrank, als er versuchte, den Sonnenwagen seines Vaters Helios zu lenken.

Der Bernstein ist dem Sternzeichen des Löwen zugeordnet.

■ Heilwirkung und Indikation

So golden wie seine Farbe ist, so sonnig stimmt dieser Stein das Gemüt. Er ist der Stein der puren Lebensfreude. In seiner Gegenwart können Trauer und Kummer kaum bestehen. Die Sorgen werden wie von den Strahlen der Morgensonne vertrieben. Gut gelaunt gehen Sie ans Werk und fühlen sich gestärkt für die Herausforderungen des Alltags. Zugleich regt der Bernstein die Kreativität an, lässt Sie Ideen entwickeln und macht Ihnen Mut, sich selbst zu verwirklichen.

Körperlich fördert er die Heilung von Verletzungen und Wunden. Traditionell wird der Bernstein auch beim Zahnen kleiner Kinder eingesetzt. Bekannt ist zudem seine heilsame Wirkung bei Magenleiden sowie seine positive Wirkung auf Milz, Leber und Niere.

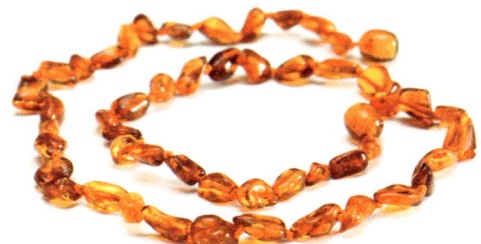

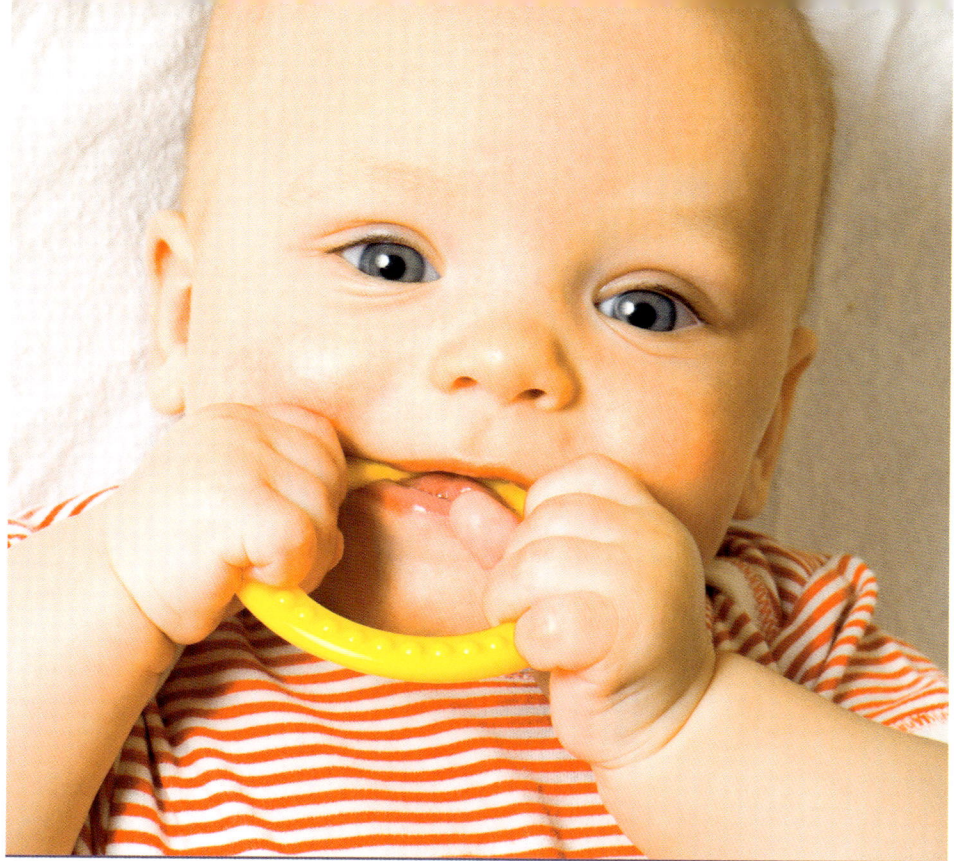

■ So wenden Sie den Bernstein richtig an

Der Bernstein kann direkt aufgelegt oder in Form von Ketten oder Armbändern auf der Haut getragen werden. Da er jedoch sehr empfindlich ist, sollte er nicht mit Cremes oder Parfüm in Kontakt kommen. Darüber hinaus können Sie ihn als Bernsteinwasser morgens auf nüchternen Magen zu sich nehmen oder ihn sogar lutschen (bei Entzündungen in Mund und Rachen sowie bei Zahnfleischerkrankungen circa eine halbe Stunde; Vorsicht bei kleinen Kindern!). Ein Bernstein in der Tasche verbreitet ein positives Lebensgefühl.

Wenn der Bernstein in der Morgensonne aufgeladen wird, verstärkt sich seine Wirkung. Reinigen Sie ihn regelmäßig unter fließendem Wasser.

Das Bernsteinelixier gilt als Hausmittel bei Appetitlosigkeit und zur Stärkung der Magenschleimhaut. Bei Hautkrankheiten und Allergien kann es – zusätzlich zum Tragen beziehungsweise Auflegen des Steins auf die Haut – den Juckreiz lindern.

Der Calcit – *Entwicklung und Selbstwert*

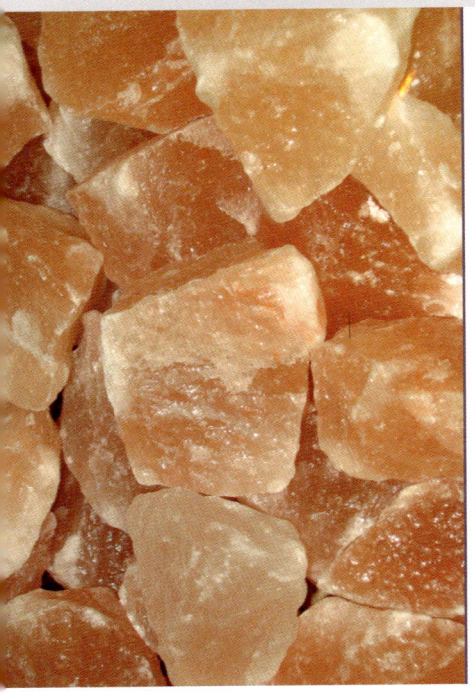

Calcit ist ein häufig vorkommendes Mineral und Namensgeber des Kalks, der aus selbigem besteht. Eine andere Bezeichnung lautet Spat oder Kalkspat. Kaum ein anderes Mineral weist so vielfältige Formen und Farben auf, die sich im jeweiligen Namen widerspiegeln: Blätterspat, Doppelspat, Nadelspat, Rautenspat, Seidenspat, Spatrose, Würfelspat, Citronen-Calcit, Honig-Calcit, Orangen-Calcit usw. Das Spektrum an Farben reicht von Weiß über Gelb und Rot zu Grün und Blau bis hin zum seltenen Schwarz. Achtung: Calcit wird gern gefärbt und bestrahlt, um leuchtende Farben zu erzielen. Das kann jedoch nur durch eine gemmologische Untersuchung zweifelsfrei bestimmt werden.

Der Calcit ist astrologisch betrachtet ein typischer Zwillingestein.

■ Heilwirkung und Indikation

Der Calcit ist ein Stein des Geistes, vor allem in funktionaler Hinsicht. Er unterstützt das Gedächtnis und fördert die Aufmerksamkeit, was ihn zu einem idealen Begleiter für die geistige Entwicklung von Kindern und Jugendlichen macht. Zugleich baut er Selbstvertrauen auf und hilft dabei, entschlossen an einem Vorhaben dranzubleiben und sich nicht von anderen Dingen ablenken zu lassen.

Auf körperlicher Ebene unterstützt Calcit alle Prozesse, die mit Kalzium verbunden sind, insbesondere die Heilung von Knochen und Haut. Er fördert das Wachstum, stärkt das Immunsystem und wirkt sich positiv auf die Blutgerinnung aus. Zudem sagt man, dass das Tragen eines Calcit die Kommunikationsfähigkeit stärkt und zu interessanten Begegnungen führt.

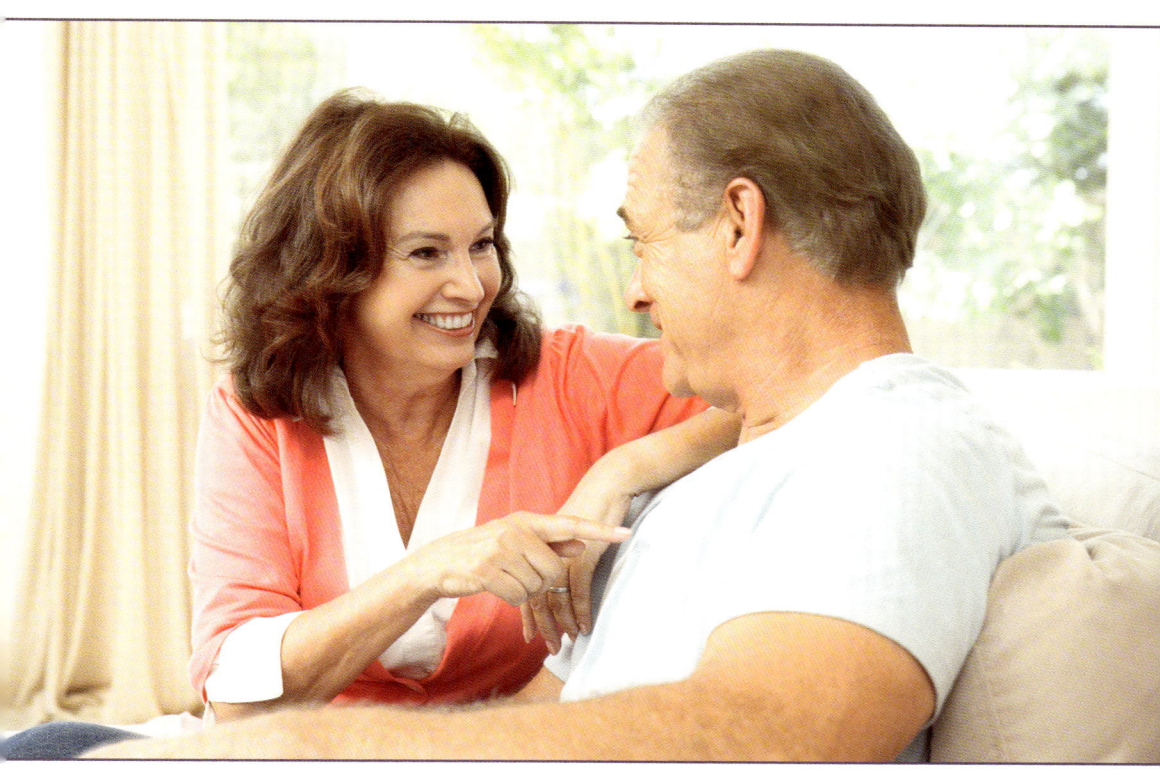

■ So wenden Sie den Calcit richtig an

Sie können den Calcit problemlos über längere Zeit am Körper tragen, zum Beispiel als Anhänger. Trommelsteine können auf die Haut oder unters Kopfkissen (zum Beispiel vor Prüfungen) gelegt werden. Auch die Einnahme von Calcitwasser hat sich bewährt. Größere Calcitkristalle sind hervorragend zur meditativen Betrachtung geeignet. In Räumen aufgestellt sorgen sie für eine konzentrierte Atmosphäre und unterstützen den geordneten Ablauf von Prozessen.

Der Calcit wird am besten im Licht der Morgensonne aufgeladen.

Die Tradition des Calcit als Heilstein reicht bis ins alte Griechenland zurück, wo er aufgrund seiner hohen Konzentration an Kalk Heilsalben beigefügt wurde. Beim Tragen am Körper ist zu beachten, dass der Calcit möglichst über einen längeren Zeitraum getragen werden sollte.

Der Chalkopyrit – *Erfahrung und Einsicht*

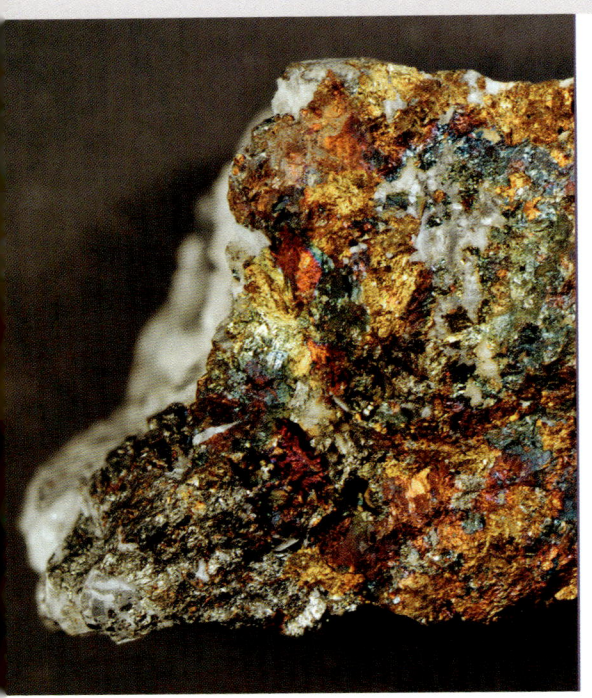

Der Name dieses Steins setzt sich aus den griechischen Wörtern chalkos („Kupfer") und pyr („Feuer") zusammen. Im Handel ist er auch unter den Bezeichnungen Apachengold, Kupferkies und Nierenkies erhältlich. Der Name Kupfereisenerz verweist auf seine Bedeutung im Bergbau. Typisch ist die messingfarbene, metallisch glänzende Oberfläche, die oft in bunten Anlauffarben schillert. Als Schmuckstein und Heilstein wird er bisher eher selten verwendet, erfreut sich aber zunehmender Beliebtheit.

Der Chalkopyrit ist astrologisch dem Schütze- und dem Zwillingeprinzip zuzuordnen.

■ Heilwirkung und Indikation

Der Chalkopyrit ist der Stein der guten Ideen, der Ihnen erlaubt, Probleme unvoreingenommen zu betrachten und eine objektive Distanz zu den Dingen zu wahren, fernab von persönlichen Wertungen. Er unterstützt Sie dabei, aus Fehlern zu lernen und Zusammenhänge zu erkennen. Zudem regt er die Neugier an, weckt den Drang, herauszufinden, „was die Welt im Inneren zusammenhält", und ist der ideale Stein für alle Forscher.

Körperlich regt der Chalkopyrit Reinigungsprozesse an und unterstützt den Körper so dabei, Gifte schneller auszuscheiden. Dabei wirkt er Übersäuerung entgegen und soll sogar den Haarwuchs fördern. Da Ihnen unter dem Einfluss von Chalkopyrit kein Detail entgeht, hilft er Ihnen, die verborgenen Ursachen von Erkrankungen zu finden.

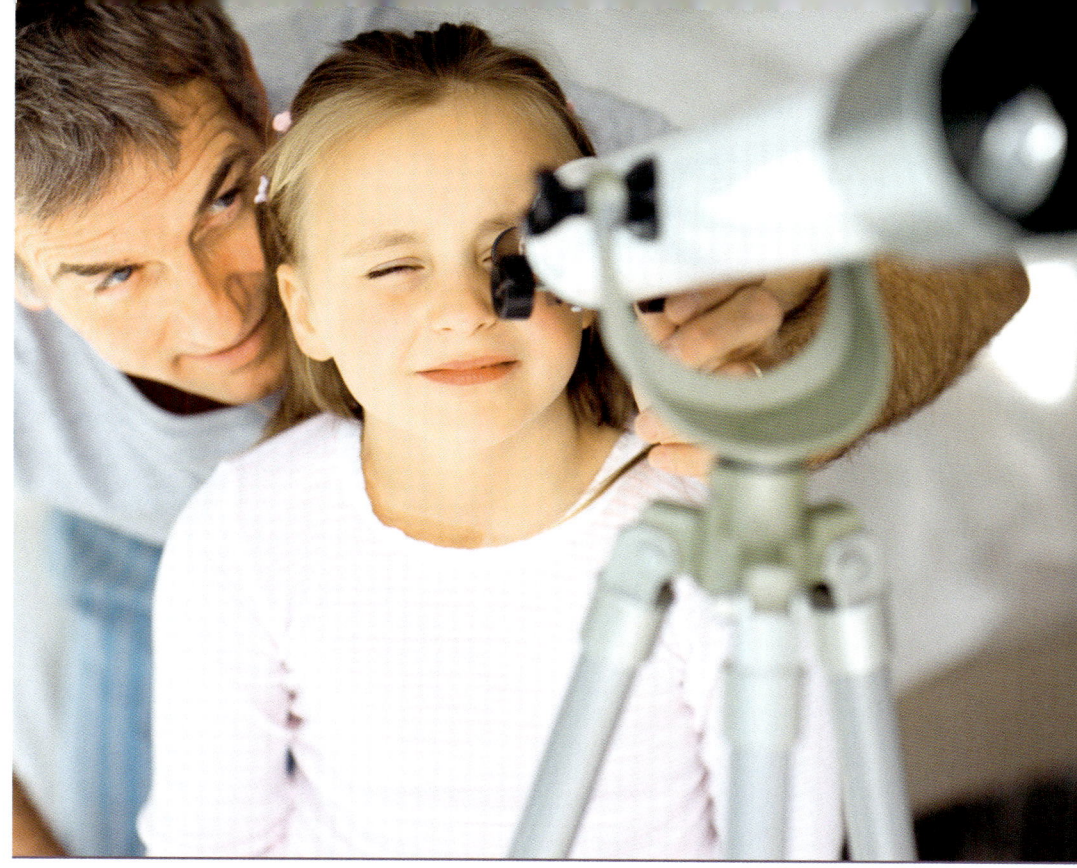

▪ So wenden Sie den Chalkopyrit richtig an

Schon das Aufstellen dieses Steins macht die Energie des Chalkopyrit für die unmittelbare Umgebung nutzbar. Kurzzeitig kann er auch aufgelegt werden, längerer direkter Körperkontakt ist jedoch nicht zu empfehlen, da er nicht von jedem als angenehm empfunden wird und innere Unruhe verstärken kann.

Beim Reinigen ist zu beachten, dass der Chalkopyrit von Wasser angegriffen wird. Er sollte also nicht zu lange abgespült werden. Besser ist, ihn über Nacht im Eisfach durch Kälte zu reinigen. Um seine Kraft zu mehren, kann er in der Sonne aufgeladen oder in eine Bergkristallgruppe gelegt werden.

> *Achtung: Chalkopyrit eignet sich nicht für Edelsteinwasser oder Elixiere, da das in hohem Maße enthaltene Kupfer sich unweigerlich im Wasser lösen und zu einer Vergiftung führen würde!*

Der Chrysokoll – *Ausgeglichenheit und Klarheit*

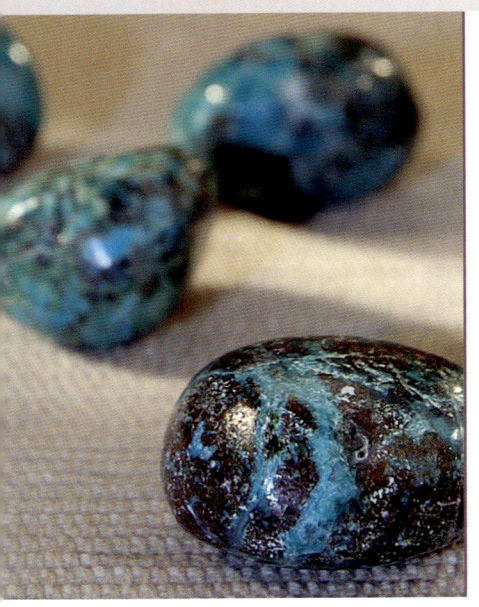

Die griechischen Wörter chrysos („Gold") und Kola („Leim") standen bei der Namensgebung dieses Steins Pate, vermutlich weil er bereits in der Antike als Flussmittel beim Löten Verwendung fand. Sein Farbspektrum reicht von Blaugrün und Türkis bis hin zu Braun und Schwarz, seltener ist die Farbe Blau. Entsprechend finden sich auch Bezeichnungen wie Berggrün, Grünerz, Grünspan und Kupfergrün, da sein Vorkommen auf Kupfer im Gestein hinweist. Aufgrund seiner kräftigen Farbe ist er ein beliebter Schmuck- und Heilstein.

Die Wirkung des Chrysokoll ist astrologisch mit dem Steinbockprinzip zu vergleichen.

■ Heilwirkung und Indikation

Der Chrysokoll hilft Ihnen, einen klaren und kühlen Kopf zu bewahren, ohne dabei Ihre Gefühle zu unterdrücken. Selbst heftige Gefühlsschwankungen können ausgeglichen werden, sodass Sie sich der Konsequenz Ihres Handelns stets bewusst bleiben. Das ermöglicht Ihnen, überholte Muster in Ihrem Verhalten zu erkennen und zu bearbeiten. Gewohnheiten können leichter hinterfragt werden und wo Sie sonst mechanisch auf eine Situation reagieren, unterstützt Sie der Chrysokoll, neue Wege zu gehen und Ihre Persönlichkeitsentwicklung voranzutreiben.

Auch auf der körperlichen Ebene wirkt dieses Mineral entspannend und krampflösend, insbesondere bei Menstruationsbeschwerden hat er sich bewährt. Als eher kühlender Stein hilft er darüber hinaus, Fieber zu senken, wirkt Infektionen und Entzündungen entgegen und beschleunigt die Heilung von Brandverletzungen.

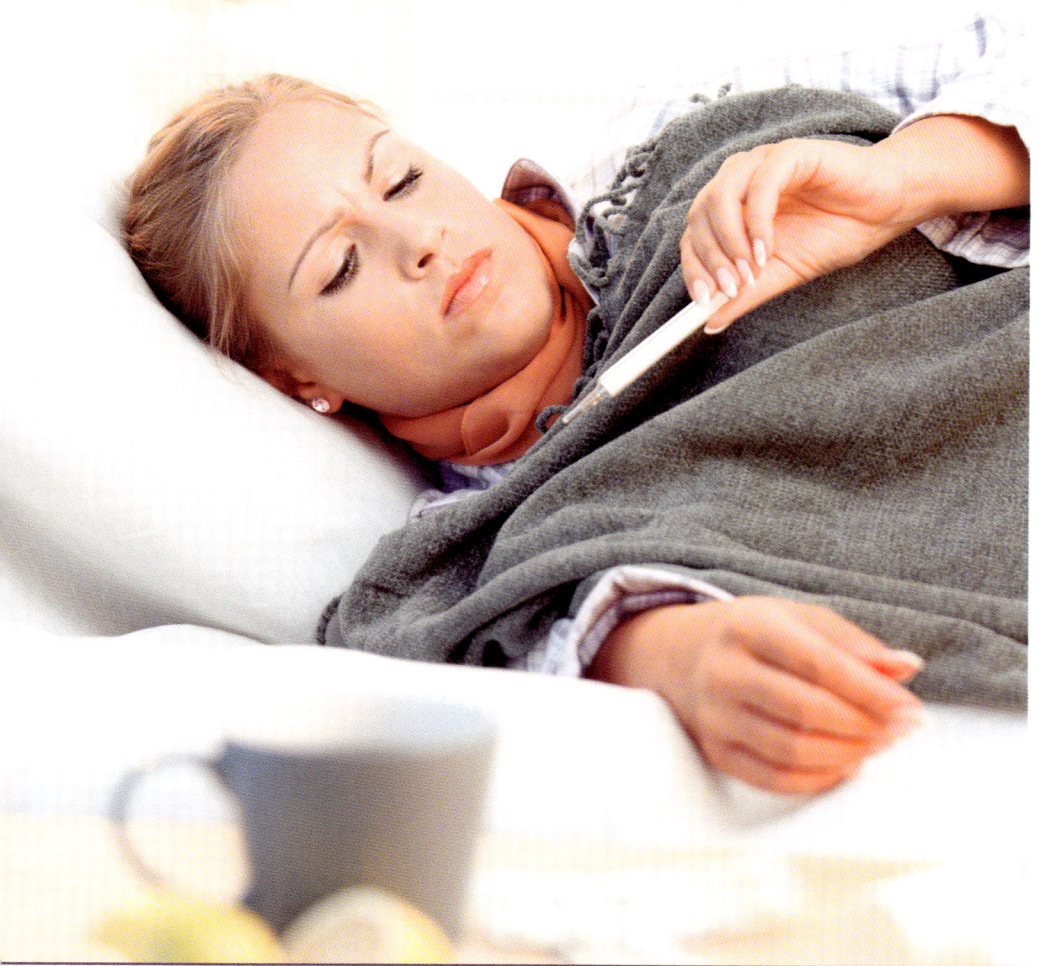

■ So wenden Sie den Chrysokoll richtig an

Der Chrysokoll wird am besten direkt auf der Haut getragen oder auf die entsprechenden Körperstellen aufgelegt. Wer von seiner geistigen Wirkung profitieren möchte, legt sich entspannt auf den Rücken und platziert einen Trommelstein auf der Stirn. Eine Meditation in seiner Gegenwart lässt Sie ruhig und friedlich werden. Aufgrund seines Kupfergehaltes ist der Chrysokoll genau wie der Chalkopyrit nicht für die Herstellung von Edelsteinwasser geeignet.

Dieser Stein wird am besten wöchentlich unter fließendem Wasser gereinigt. Er liebt den Vollmond und lädt sich in seinem Licht besonders gut auf.

Der Chrysopras – *Geborgenheit und Entgiftung*

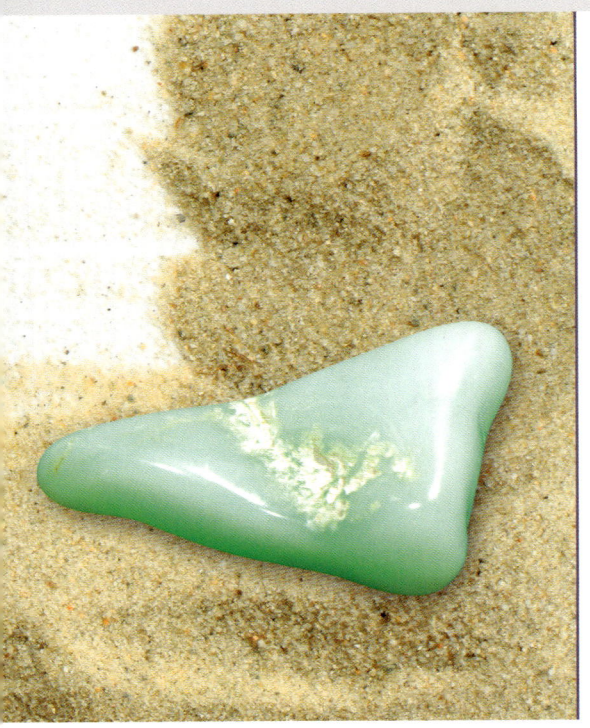

Das griechische Wort Chrysopras kann mit „Goldlauch" übersetzt werden, was auf seine auffällige gelbgrüne Farbe hinweist, die von Apfelgrün bis Blassgrün reicht. Häufig finden sich schwarze, braune oder weiße Einschlüsse in den Steinen, die einen wachsigen Glanz aufweisen. Der Chrysopras wird schon seit vielen Jahrhunderten als Schmuckstein verwendet und findet auch als Dekorstein für Mosaiken und Einlegearbeiten Anwendung. Auch seine Heilwirkung wird seit dem Altertum überliefert. Er gehört zu den teureren Mineralien.

Astrologisch entspricht der Chrysopras dem Tierkreiszeichen Krebs.

■ Heilwirkung und Indikation

Der Chrysopras führt Sie in Ihre innere Mitte zurück. Sie erkennen, dass Sie ganz auf sich selbst bauen können und Ihrer inneren Stimme vertrauen können. Sie fühlen sich wieder wohl in Ihrer Haut. Gerade Kindern, die unter Alpträumen leiden, kann dieser Stein Urvertrauen und damit erholsame Nächte schenken. Belastende Bilder und negative Gedanken lösen sich auf. Sie lernen, Ihre Umgebung wieder mit den Augen eines unbekümmerten Kindes zu sehen, und entdecken erneut das Gute in der Welt.

Der Chrysopras ist einer der wichtigsten Steine zur Entgiftung des Körpers. Er unterstützt den Körper bei allen Entschlackungsprozessen, auch bei langwierigen. Als Begleiter bei Diäten schafft seine entschlackende Wirkung eine gute Grundlage. Man sagt ihm

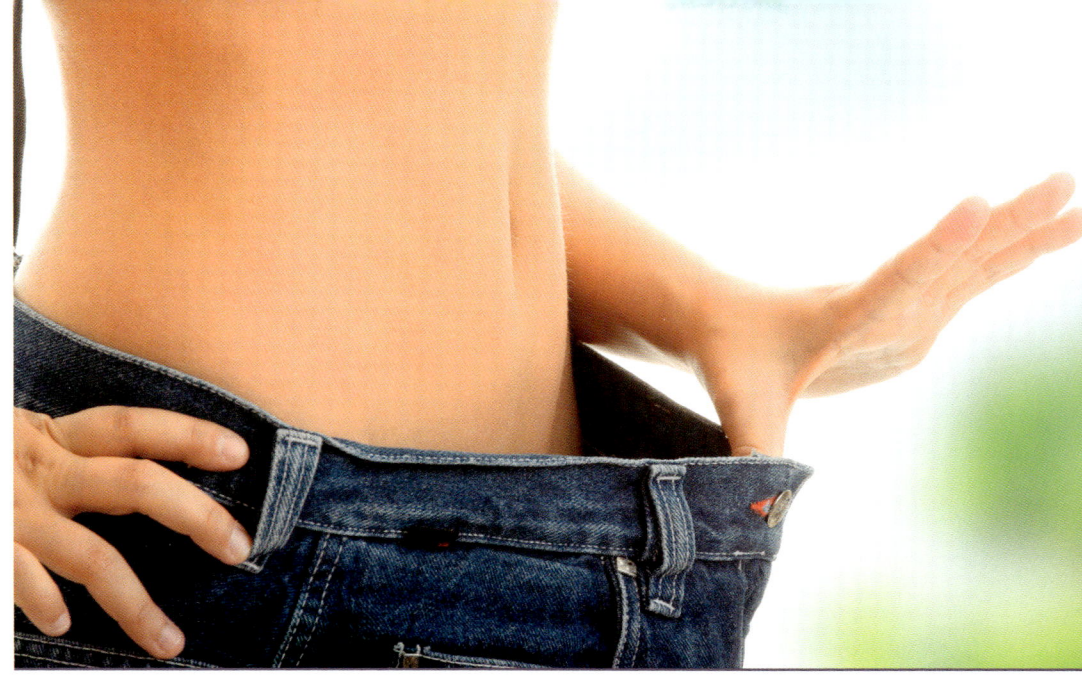

auch eine förderliche Wirkung auf die Fruchtbarkeit bei Frauen nach. Er wirkt zudem entkrampfend bei Menstruationsbeschwerden und lindert Hitzewallungen. Bei Neurodermitis wurden ebenfalls heilsame Wirkungen beobachtet.

■ So wenden Sie den Chrysopras richtig an

Direkt am Körper getragen entfaltet der Chrysopras seine optimale Wirkung, sei es als Trommelstein oder als Schmuckstück. Zur Entgiftung legen Sie ihn am besten in der Gegend der Leber auf. Auch mit der regelmäßigen Einnahme von Edelsteinwasser lassen sich gute Ergebnisse erzielen.

Einmal in der Woche sollte er unter fließendem Wasser gereinigt werden. Eine besondere Aufladung erfährt er bei Mondlicht.

Leiden Sie an einer Nickelallergie, ist die Anwendung dieses Steins nur bedingt empfehlenswert, da Nickel die farbgebende Substanz des Chrysopras ist. Achten Sie bei der Aufbewahrung darauf, dass er möglichst weder großer Hitze noch direkter Sonneneinstrahlung ausgesetzt ist, da die Farbe sonst verblassen kann. Diese lässt sich manchmal durch Einlegen in eine Nickelsulfat-Lösung wieder auffrischen.

Der Citrin – *Selbstvertrauen und Lebenslust*

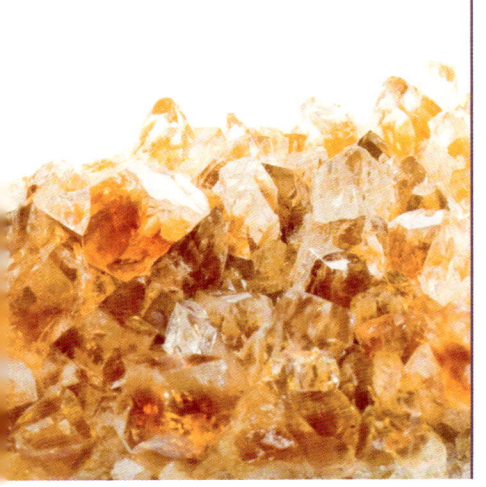

Der zitronengelbe Citrin ist eine Quarzart. Seine Farbe macht ihn zu einem der wichtigsten Sonnensteine, den schon die Römer als Schutz gegen den bösen Blick zu schätzen wussten – denn vor dem Licht der Sonne kann kein Übel bestehen! Auf seine wunderschöne Farbe weist auch die ebenfalls verwendete Bezeichnung Apricosin hin. Ein anderer Name ist Kojotenstein, vielleicht weil er an das helle, sandfarbene Fell der Kojoten erinnert. Seine Farbe variiert von Zitronengelb über Goldgelb bis hin zu Goldbraun, jedoch immer begleitet von dem typischen transparenten Glasglanz.

Astrologisch sind dem Citrin die Feuerzeichen Widder und vor allen Dingen Löwe zugeordnet.

■ Heilwirkung und Indikation

Der Citrin stärkt das Selbstvertrauen und aktiviert die Sinne sowie die Lebenslust. Auf der körperlichen Ebene macht er seinem Namen als Sonnenstein alle Ehre, denn er wirkt besonders bei Kälte wärmend und anregend. Zugleich entgiftet er den Körper und entlastet so das Immunsystem. Bekannt ist auch sein positiver Einfluss auf die Bauchspeicheldrüse und seine verdauungsfördernde Wirkung.

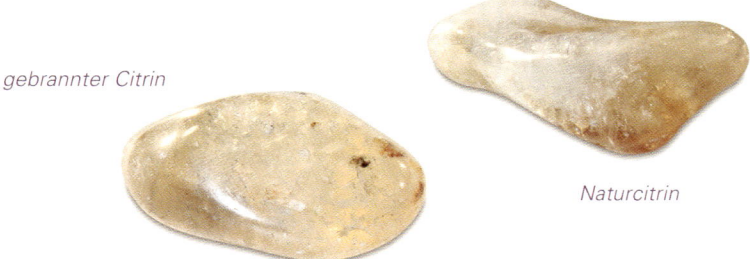

gebrannter Citrin

Naturcitrin

■ So wenden Sie den Citrin richtig an

Der Citrin wird am besten auf der Haut getragen, zum Beispiel als Anhänger. Auch das Auflegen auf die Haut hat sich bewährt, vor allen Dingen auf das Sonnengeflecht-Chakra, aber auch auf das Wurzelchakra. Bei Meditationen unterstützt die Gegenwart des Citrin das Öffnen des Herzens.

Zu unterscheiden ist dabei zwischen dem wertvollen Naturcitrin und dem wesentlich günstigeren gebrannten Citrin. Zwar entfalten beide die gleiche Wirkung, nur ist der Naturcitrin um ein Vielfaches stärker. Entsprechend sollte er nach dem Gebrauch sofort unter handwarmem Wasser entladen werden. Gebrannte Citrine benötigen diese Behandlung nur einmal im Monat.

Der Citrin wird am besten im Licht der Morgensonne aufgeladen.

Nutzen Sie die stimmungsaufhellenden Kräfte des Citrin, wenn dunkle Wolken Ihre Stimmung trüben und Sie in einem Strudel von negativen Gedanken zu versinken drohen. Denn er öffnet Ihr Herz und macht Lust auf neue Erfahrungen.

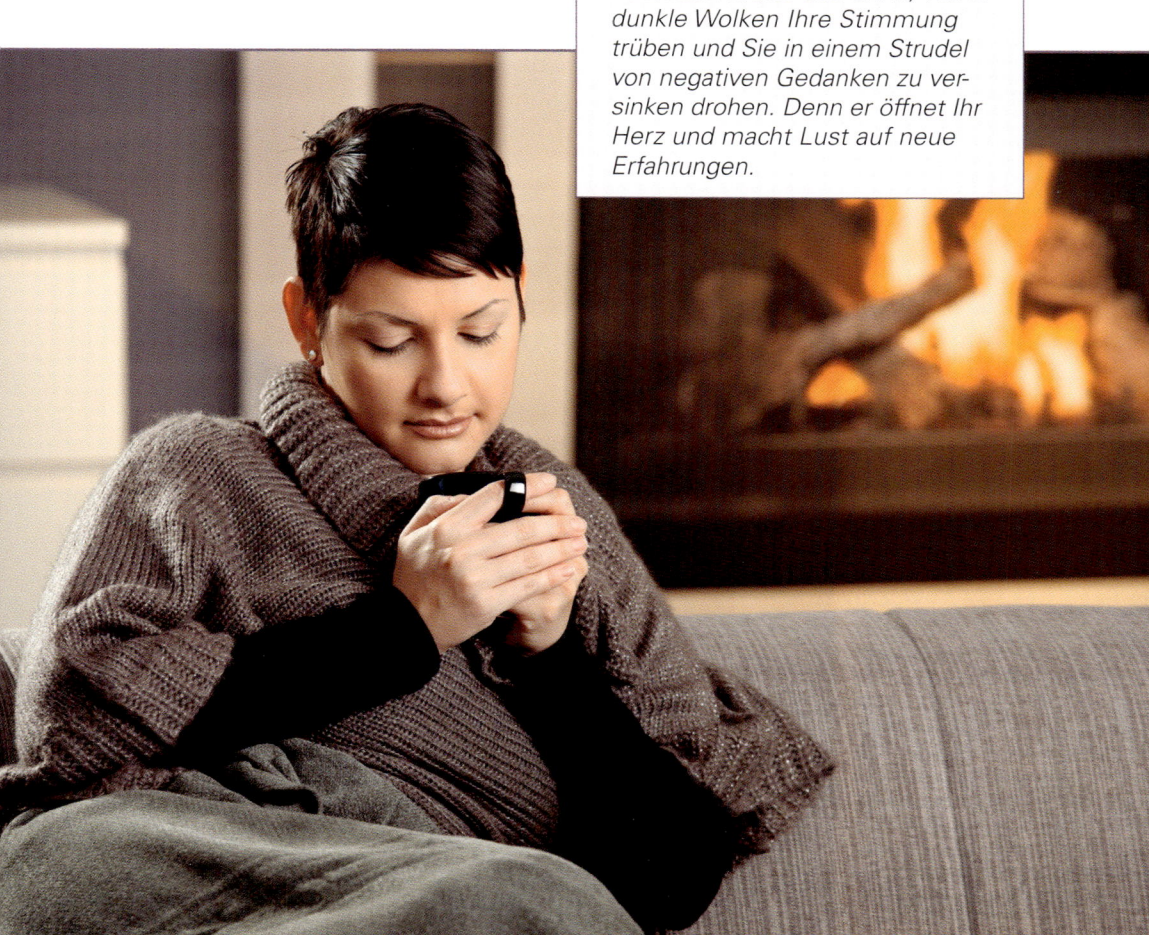

Der Covellin – *Selbstliebe und Selbstannahme*

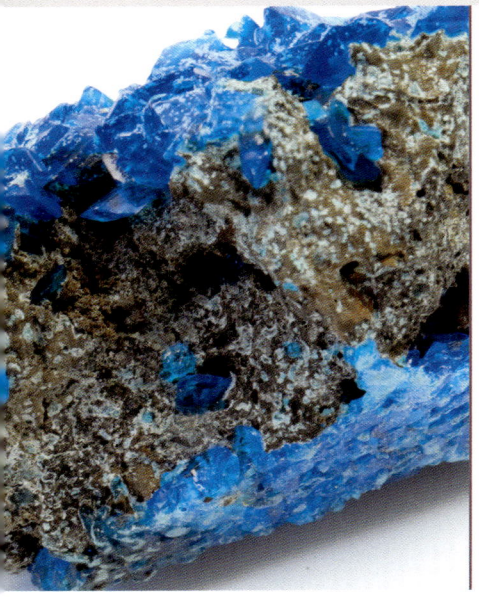

Der Name dieses Steins ist auf den Entdecker Niccola Covelli zurückzuführen, der Anfang des 19. Jahrhunderts seine genaue chemische Zusammensetzung bestimmte. Indigoblau bis schwarz und mattglänzend präsentiert sich der Covellin, färbt sich jedoch violett, wenn er in Wasser gelegt wird. Dieser geheimnisvolle Stein ist als Schmuckstein noch nicht lange gebräuchlich, doch wegen seiner besonderen Heilkräfte wächst das Interesse an ihm stetig, sodass er im Handel mittlerweile in vielen Formen angeboten wird.

Der Covellin ist astrologisch dem Skorpionprinzip verwandt.

■ Heilwirkung und Indikation

Menschen, die sich ihre Ziele zu hoch stecken und unter dem Gefühl der eigenen Unvollkommenheit leiden, können von der Kraft des Covellin profitieren. Er verleiht Toleranz gegenüber sich selbst und lässt einen die eigenen Grenzen besser erkennen und annehmen. Sie lernen, sich selbst zu lieben, gerade weil Sie Fehler machen. Auch haben Sie nicht mehr das Gefühl, sich mit Besserwisserei und Überheblichkeit verteidigen zu müssen.

Auf der Ebene des Körpers kann der Covellin Ihnen das richtige Maß zwischen Anspannung und Entspannung zeigen. Sie lernen, die Reaktionen Ihres Körpers als wichtige Signale zu schätzen, anstatt über sie hinwegzugehen, weil sie bei der Verfolgung Ihrer Ziele stören. Er verbessert ganz allgemein Ihr Verhältnis zu Ihren leiblichen Bedürfnissen, versöhnt Sie mit Ihrer Sexualität und unterstützt bei Essstörungen. Zudem wird von heilsamen Wirkungen bei Magenproblemen berichtet.

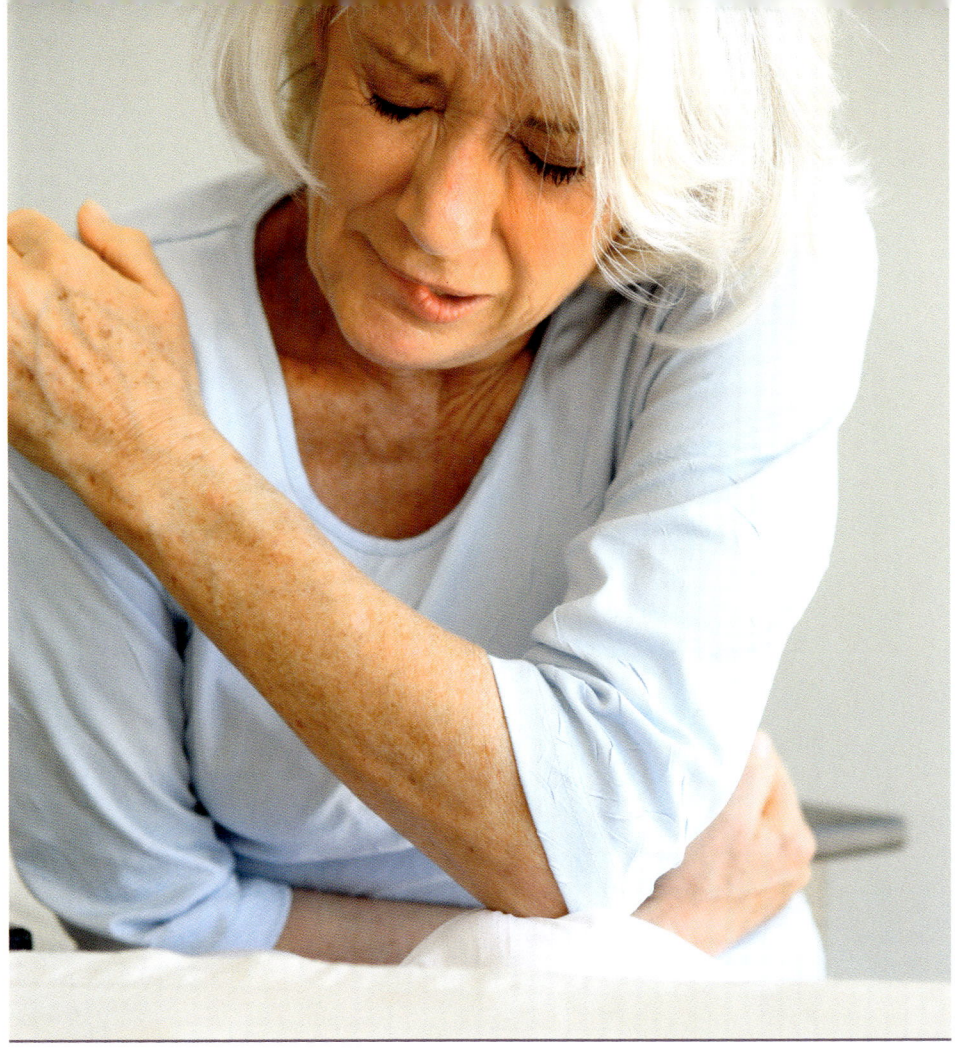

■ So wenden Sie den Covellin richtig an

Der Covellin kann tagsüber als Anhänger getragen werden. Aber Vorsicht: Es handelt sich um einen sehr starken Stein, der zudem schwach giftig ist. Dauerhafter Hautkontakt sollte daher vermieden werden. Als heilsam hat sich das Auflegen von Trommelsteinen in der Bauchgegend erwiesen. Als Meditationskreis aufgestellt bringt er uns mit den tiefen Schichten unserer Persönlichkeit in Verbindung. Der Rohstein eignet sich besonders gut zur kontemplativen Betrachtung.

Der Epidot – *Genesung und Regeneration*

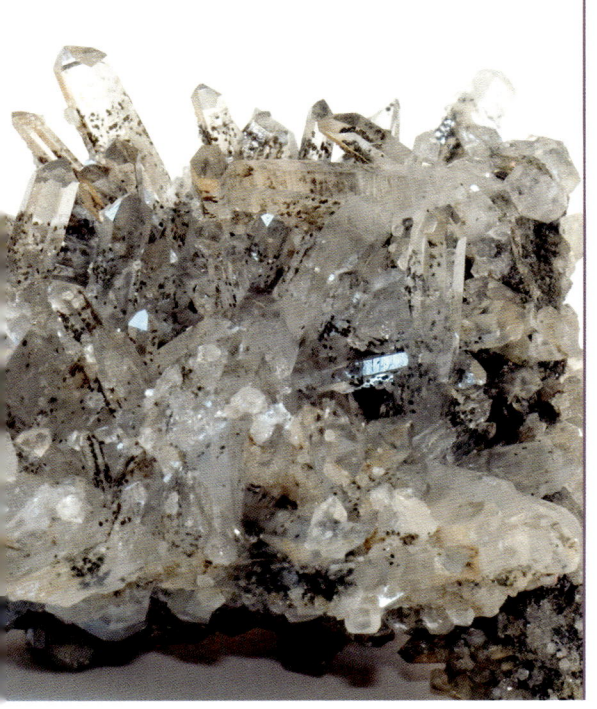

Der Epidot leitet seinen Namen vom griechischem Wort epidosis („Zugabe") ab. Diese Bezeichnung ist aber noch relativ neu. Davor war er als eine Art Strahlstein unter dem Namen Achmatit, Akanthikonit, Delphinit, Pistazit und Thallit bekannt. Eine Besonderheit sind die als Epidotquarz bekannten, in Bergkristall eingeschlossenen Epidotkristalle. Wenn er mit weißem Feldspat vermischt auftritt, wird er auch Schneeflocken-Epidot, im Zusammenspiel mit rosa Feldspat Unakit genannt. Zumeist ist der Epidot pistaziengrün, er kann aber auch gelb, braun oder schwarz sein.

Astrologisch finden sich Entsprechungen zu den Erdzeichen Stier, Jungfrau und Steinbock.

■ Heilwirkung und Indikation

Der Epidot ist ein stark aufbauender Stein. Auf der seelischen Ebene ist vor allen Dingen seine Fähigkeit hervorzuheben, Ihnen Ihre tiefsten Wünsche bewusst zu machen und zu diesen zu stehen. Der Stein gibt Ihnen die Kraft und die Ausdauer, auf die Verwirklichung dieser Wünsche hinzuarbeiten. Sie fühlen sich erfüllt von dem, was Ihnen wirklich wichtig ist und Ihre Persönlichkeit im Kern ausmacht. Wo Sie sich vorher

schwach und mutlos gefühlt haben, können Sie jetzt wieder die volle Leistung bringen.

Auf der körperlichen Ebene ist der Epidot der ideale Stein, um sich nach langer Krankheit zu erholen und wieder auf die Beine zu kommen. Speziell der Unakit wird auch zur Stärkung des Immunsystems angewendet und lindert die Anfälligkeit für Asthma.

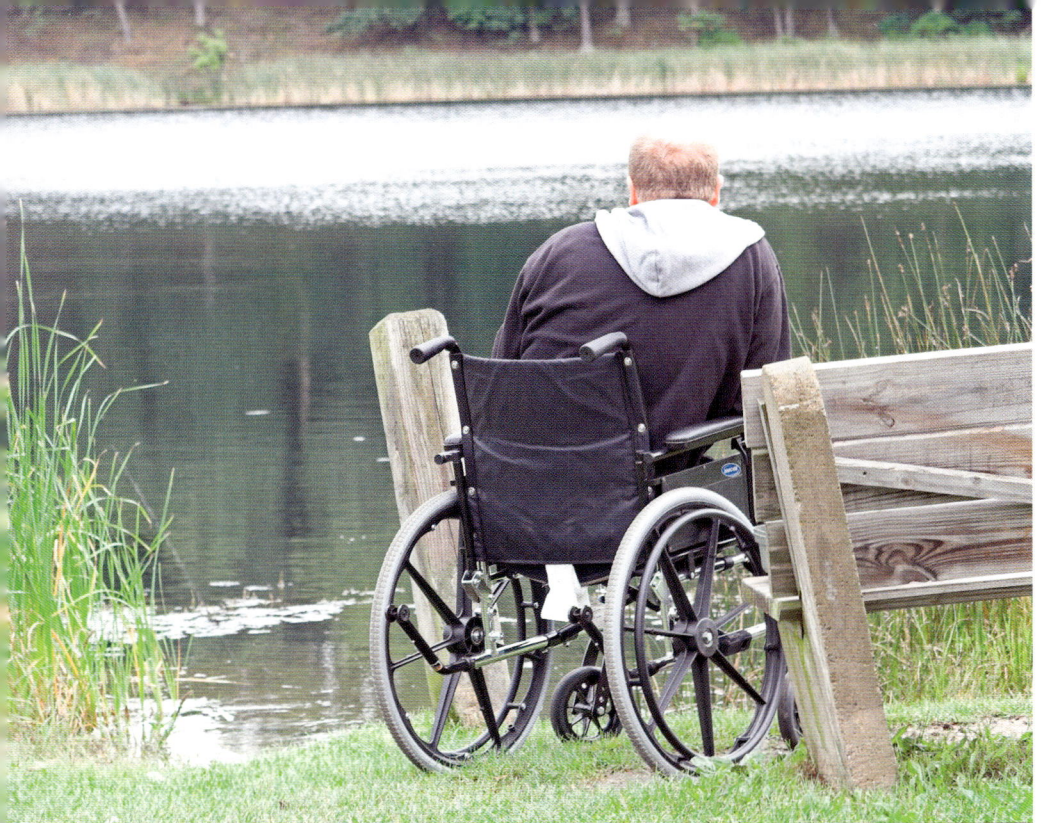

■ So wenden Sie den Epidot richtig an

Hervorragende mentale Wirkungen erzielen Sie, wenn Sie den Epidot im Liegen auf die Stirn oder den Solarplexus legen oder für längeres Tragen dort aufkleben. Auch als Anhänger und als Kette ist er ein idealer Begleiter über einen längeren Zeitraum, zum Beispiel bei Rekonvaleszenz. Ein Trommelstein in der Hosentasche sorgt in stressigen Situationen für Ausgleich. Rohsteine eignen sich besonders gut für Meditationen.

Bei intensiver Anwendung wird der Epidot mit der Zeit etwas matt, was seiner Wirksamkeit aber keinen Abbruch tut. Nichtsdestotrotz sollten Sie ihm hin und wieder ein kleines Bad in der Morgen- oder Abendsonne gönnen, damit er sich wieder mit Energie aufladen kann. Für Edelsteinheilwasser ist der Epidot nicht geeignet, da seine Wirkung aufgrund der vielen Inhaltsstoffe und der unterschiedlichen Zusammensetzungsverhältnisse nicht sicher abgeschätzt werden kann.

Das Falkenauge – *Überblick und Sinnsuche*

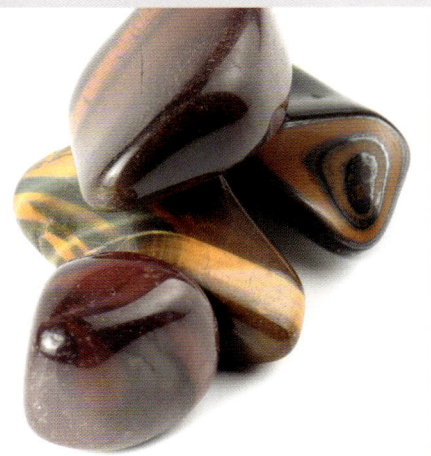

Das Falkenauge ist ein Stein, der erst durch den richtigen Schliff den für ihn typischen Lichtschimmer erhält. Schon in Arabien war er als Stein des scharfen Verstandes bekannt – scharf wie das Auge des Falken eben. Der Stein schillert von Blauschwarz bis Blaugrün, durchzogen von silbrigen Flächen. Er ähnelt damit dem Tigerauge, das aber eher goldgelb bis bräunlich glänzt.

Aus astrologischer Sicht wird das Falkenauge dem Schützen zugeordnet.

■ Heilwirkung und Indikation

Wer sich immer wieder in Detailfragen verstrickt, dem wird dieser Stein gute Dienste dabei leisten, das eigentliche Ziel nicht aus den Augen zu verlieren. Gleichzeitig unterstützt das Falkenauge Sie bei der Suche nach dem Sinn von Erfahrungen und hilft Ihnen, unangenehme Erlebnisse schneller zu verarbeiten. Darüber hinaus ist das Falkenauge – auf der seelischen Ebene – ein hervorragender Schutzstein, der es ermöglicht, schädliche Einflüsse zu erkennen, bevor sie sich auf Sie auswirken.

In Bezug auf den Körper fördert es den Heilungsprozess bei Augenverletzungen und lindert Schmerzen, die durch Überanstrengung des Auges entstehen, zum Beispiel durch langes Arbeiten am Computerbildschirm. Es lindert zudem Kopfschmerzen, denn es bremst den Energiefluss im Körper ab.

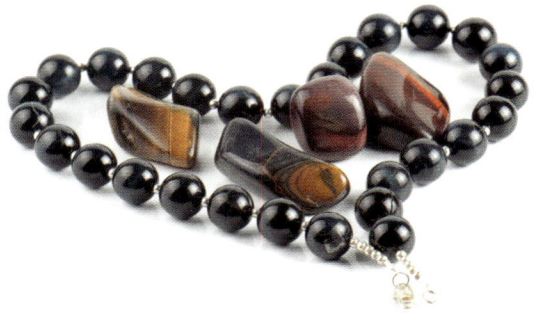

◼ So wenden Sie das Falkenauge richtig an

Bei akuten Augenschmerzen erwärmen Sie Falkenaugen-Scheiben in warmem Wasser und legen sie auf die Augen. Seine schützende Wirkung entfaltet das Falkenauge, wenn es für alle sichtbar als Kette getragen wird. Besonders gut harmoniert der Stein mit Silber. Wichtig ist, das Falkenauge nur so lange zu tragen, bis die gewünschte Wirkung einsetzt. Besonders positive Effekte erzielen Sie, wenn Sie Falkenaugen auf das Stirn- und Kehlkopfchakra legen.

Zur Reinigung empfiehlt es sich, das Falkenauge über Nacht in eine Schale mit Hämatitsteinen zu legen. Bewahren und verwenden Sie es zusammen mit einem Bergkristall, erhöht sich seine Wirksamkeit um ein Vielfaches. Das Falkenauge wird am besten im Licht der Morgensonne aufgeladen.

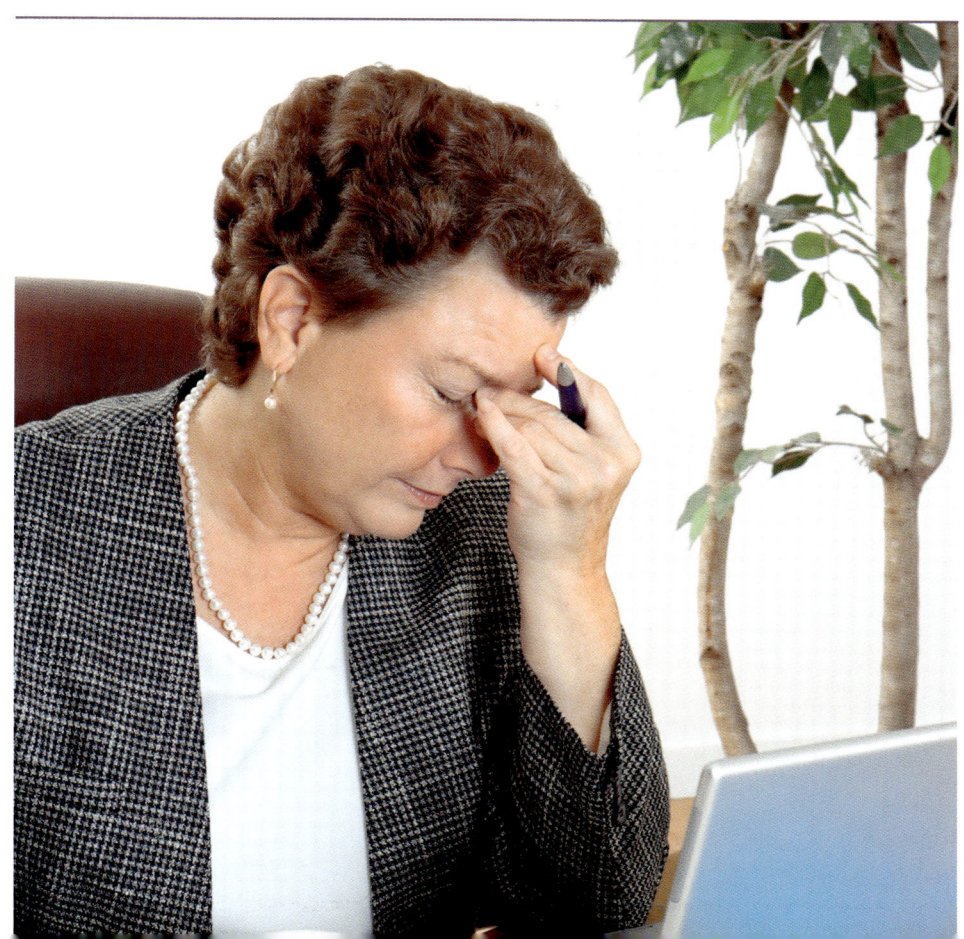

Der Fluorit – *Ordnung und Freiheit*

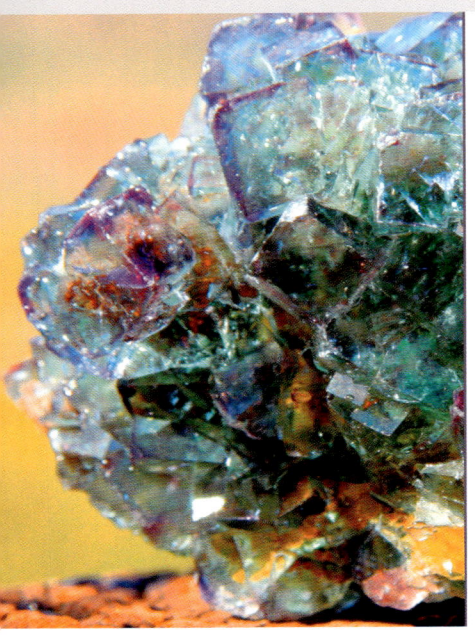

Im Namen des Fluorit steckt das lateinische Wort fluere, also fließen. Es ist die wissenschaftliche Bezeichnung für den Flussspat, eine Sammelbezeichnung für erzfreies Gestein im Bergbau. Mit „Fluss" bezeichneten die Bergleute jegliches Mineral unbekannter Zusammensetzung. Fluoritgestein bildet sich kubisch aus, das heißt, es entstehen würfelförmige und achtseitige Strukturen. Die Farben umfassen das gesamte Spektrum und es können sogar mehrfarbige Kristalle auftreten, sogenante Regenbogenfluorite.

Aufgrund ihrer Vielfarbigkeit und ihrer vielfältigen Struktur werden Fluorite dem Prinzip des Tierkreiszeichens Zwillinge zugeordnet.

■ Heilwirkung und Indikation

Der Fluorit ist ein geistiger Stein und wirkt sich positiv auf Denkprozesse aus. Das macht ihn zum perfekten Lernstein: Sie können sich besser konzentrieren und Gelerntes besser aufnehmen und behalten. Das Verständnis selbst komplexester Zusammenhänge wird gefördert und Sie begreifen schnell, worum es geht. Darüber hinaus lässt er Sie einen klaren Blick auf Ihr Dasein werfen und führt Ihnen vor Augen, welche Verhaltensmuster Sie loslassen sollten, um den nächsten Schritt in Richtung Erfolg unternehmen zu können. Gerade wenn es darum geht, einen Neuanfang im Leben zu wagen, tut die Gegenwart des Fluorit gut.

Auf der körperlichen Ebene leistet der Fluorit einen Beitrag zur Regeneration von Haut und Schleimhäuten und unterstützt die Heilung von Knochen und Zähnen. Er bringt Beweglichkeit ins Spiel und wirkt sich positiv auf das Nervensystem und die Gehirnfunktionen aus.

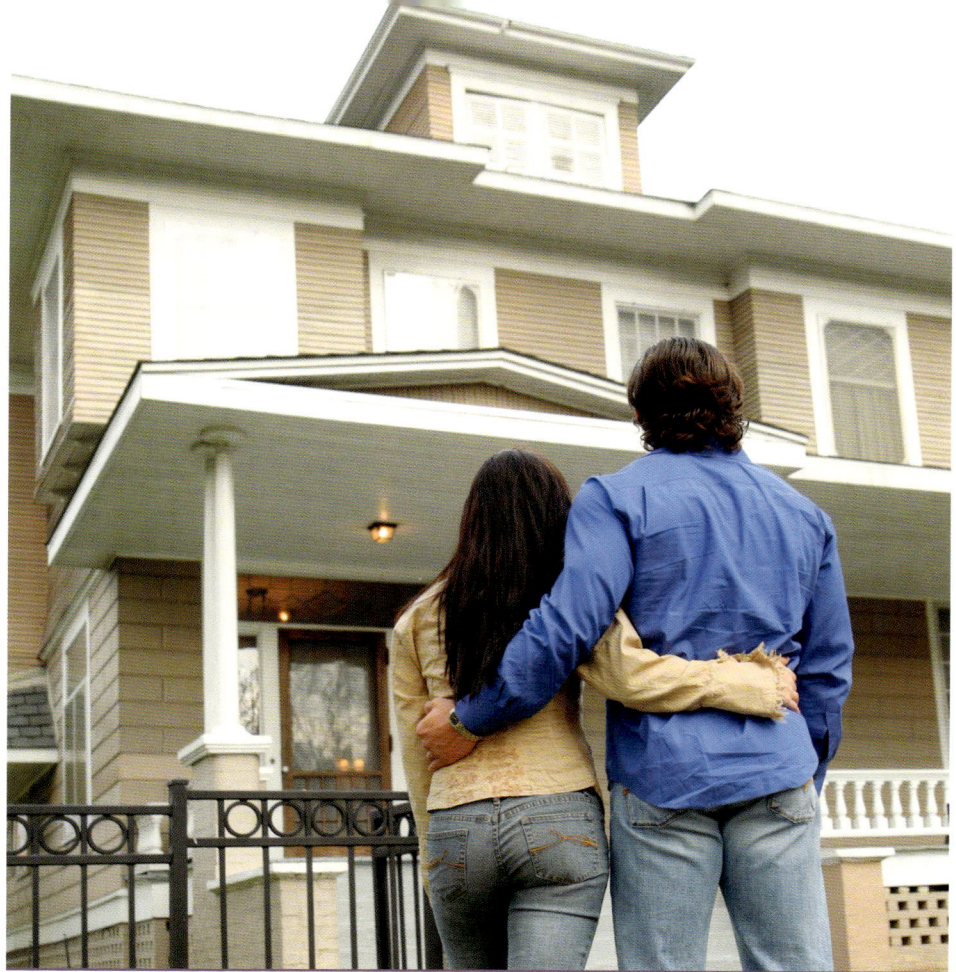

■ So wenden Sie den Fluorit richtig an

Auf mentaler Ebene hilft schon die kontemplative Betrachtung des Fluorit. Idealerweise stellen Sie sich einen Stein am Arbeitsplatz auf. Aber auch das Tragen des Steins als Anhänger ist vorteilhaft. Als Handschmeichler in der Hosentasche kann er immer wieder bei Bedarf mit der Haut in Berührung gebracht werden. Vom körpernahen Einsatz von Fluorit in Oktaeder-Gestalt wird aufgrund der hohen Intensität jedoch abgeraten. Die Verwendung als Edelsteinwasser ist ebenfalls nicht empfehlenswert. Die Varietät Hanksit ist sogar giftig und auch hier sollte Hautkontakt vermieden werden.

Der Fluorit wird am besten im Licht der Morgensonne aufgeladen.

Der Gagat – *Zuversicht und Überwindung*

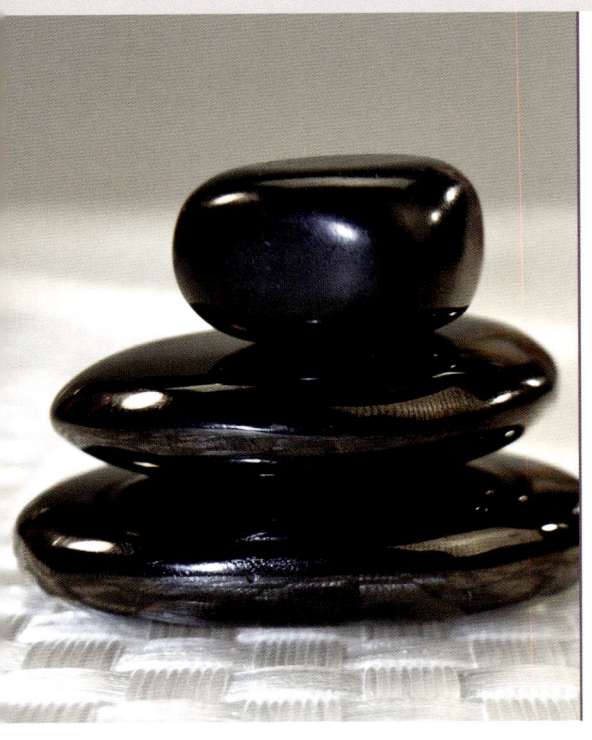

Der Name des schwarzen Gagat soll sich vom legendären kleinasiatischen Fluss Gages herleiten. Er wird auch der schwarze Bernstein genannt und ist wie dieser organischen Ursprungs. Es handelt sich um ein Kohlegestein, das sich aus mit Erdpech (Bitumen) durchsetzter Braunkohle gebildet hat. Gagat ist daher entzündlich und riecht beim Anbrennen nach Kohle. Typischerweise lässt sich dieser leichte Stein durch Reibung elektrostatisch aufladen. Der Gagat fand bereits in der Bronzezeit als Schmuck- und wahrscheinlich auch als Heilstein Verwendung.

Aus astrologischer Sicht handelt es sich beim Gagat um einen klassischen Steinbock-Stein.

■ Heilwirkung und Indikation

Der Gagat ist vor allem dann dienlich, wenn Sie sich in Trauer befinden und der Kummer Sie zu überwältigen droht. Wenn Sie keinen Ausweg mehr sehen und die Zukunft nur noch schwarz erscheint, zeigt er Ihnen neue Perspektiven auf. Sie gewinnen das Vertrauen in sich selbst zurück und den Glauben, das Leben meistern zu können, auch wenn Sie sich zunächst Ihrer Lage beugen und anerkennen müssen, dass Sie nichts ändern können. Sobald sich jedoch die Chance ergibt, unterstützt Sie der Gagat dabei, über Ihren Schatten zu springen und mit großer Ausdauer und Zähigkeit voranzugehen.

Auf der körperlichen Ebene kann der Gagat bei Hautkrankheiten und bei durchfallartigen Darmerkrankungen helfen. Entzündungen am Zahnfleisch gehen zurück. Auch bei Zähneknirschen wird er eingesetzt, weil er Spannungen absorbiert.

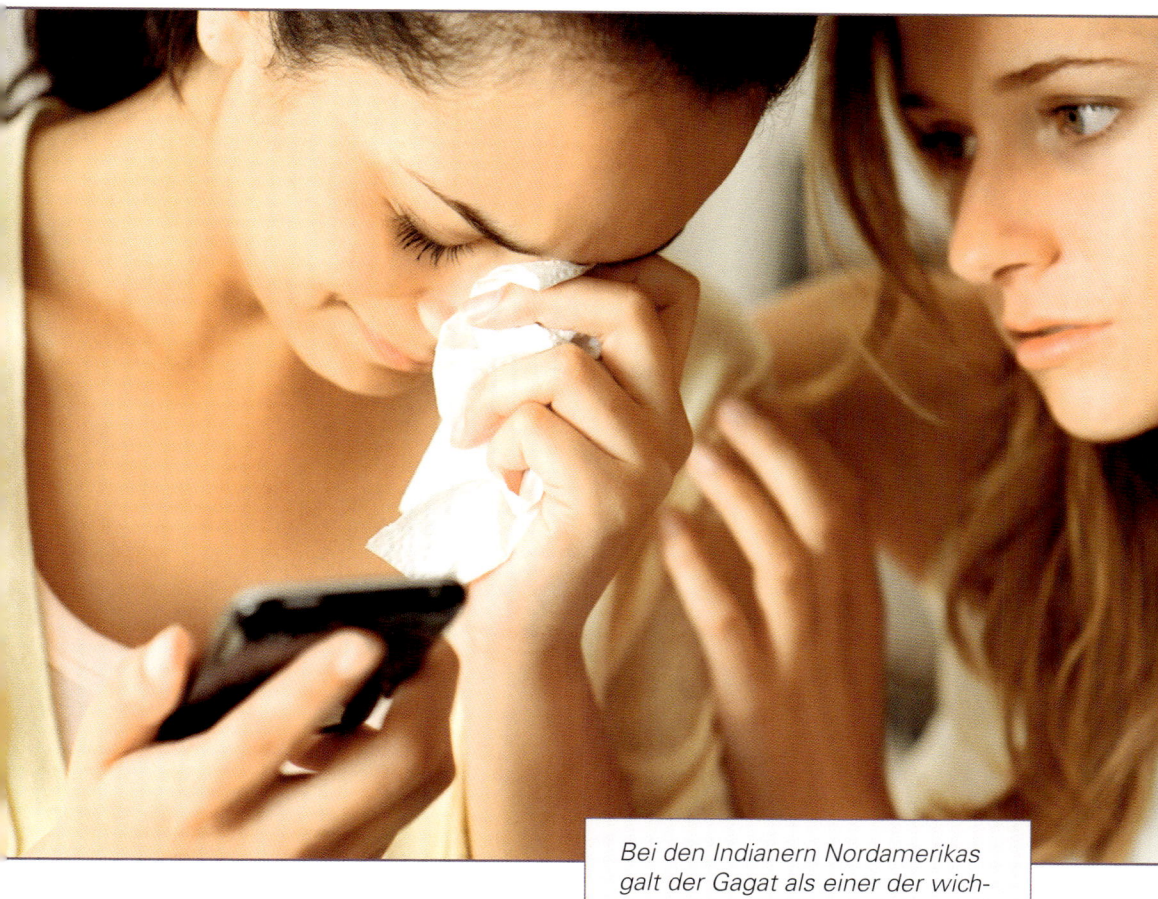

■ So wenden Sie den Gagat richtig an

Der Gagat sollte längere Zeit getragen werden, zum Beispiel als Anhänger oder als Trommelstein in der Tasche.

Allerdings muss er öfter gereinigt werden, mindestens einmal in der Woche unter fließendem Wasser. Zum Aufladen sollten Sie ihn nur kurzzeitig der Morgensonne aussetzen, da er keine starke Sonneneinstrahlung verträgt.

Bei den Indianern Nordamerikas galt der Gagat als einer der wichtigsten und heiligsten Schutzsteine. Mit seiner Hilfe konnte der Verstorbene in den Seelen der Hinterbliebenen weiterleben. Besonders sensible Menschen finden im Gagat auch heute noch einen hervorragenden Schutzstein.

Beim körperlichen Einsatz kann der Gagat heiß werden und sollte dann ausgewechselt und entladen werden. Das funktioniert am besten, indem Sie ihn in eine Schale mit Hämatitsteinchen legen.

Der Granat – *Widerstandskraft und Krisenbewältigung*

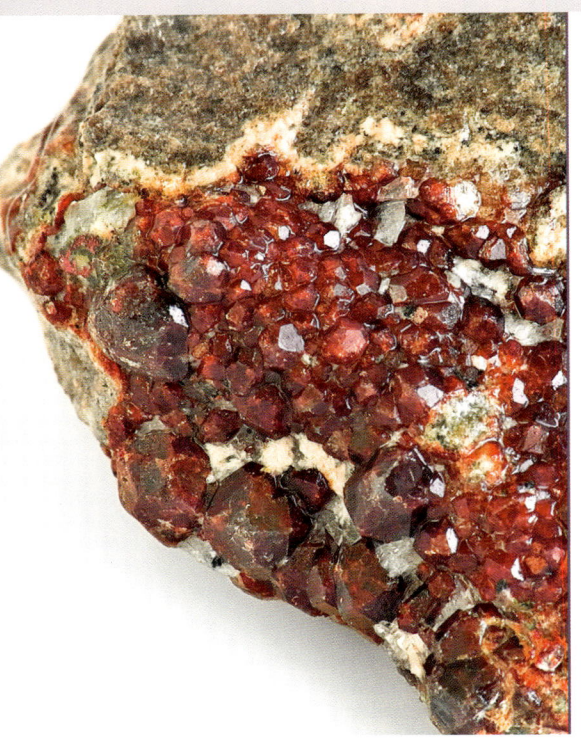

Der Granat erhielt seinen Namen von dem lateinischen Wort kranium ("Korn"), denn aufgrund seiner Gestalt erinnert er an die Fruchtkörner des Granatapfels. Im Mittelalter war er als magischer Karfunkelstein bekannt. Es werden sechzehn eigenständige Mineralien unterschieden, die zur Gruppe der Granate zusammengefasst werden und alle Farben außer Blau aufweisen können: Almandine sind rot bis schwarzrot, Andradite grüngelb bis braun, Grossulare grau bis rosa, Pyrope blutrot bis rosa, Spessartine gelb bis braun, Uwarowite dunkelgrün bis smaragdfarben. Besonders schön sind Rhodolithe, eine Varietät des Byron: Sie leuchten rotviolett bis dunkelrot.

Granate sind allgemein dem astrologischen Prinzip des Skorpions zugeordnet.

■ Heilwirkung und Indikation

Granatschmuck war häufig in Krisenzeiten in Mode, zum Beispiel nach den Weltkriegen – ein Hinweis auf seine herausragende Bedeutung als Krisenstein. In als schicksalhaft erlebten Lagen hilft er Ihnen, das Gute im Schlechten nicht aus den Augen zu verlieren. Er verleiht Ihnen den Überlebenswillen und die Ausdauer, um

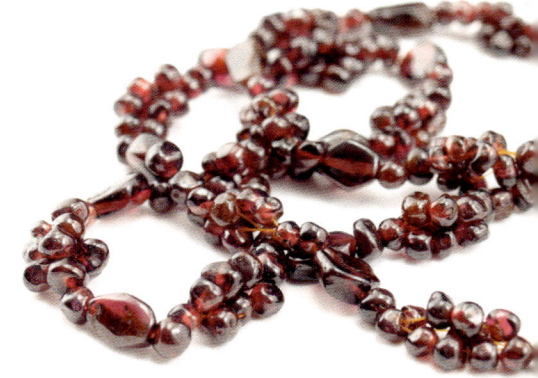

schwierige Zeiten zu überstehen und das Notwendige zu tun. Unglaubliche Kräfte werden so freigesetzt. Granate konfrontieren Sie zudem mit Tabuthemen und sind wertvolle Begleiter bei Transformationsprozessen, die Ihrem Leben eine neue Richtung geben.

Auf der körperlichen Ebene wirkt er positiv auf das Sexualleben und kann bei Potenzproblemen unterstützen. Er ist ein starker Stoffwechselstein und belebt den gesamten Organismus. Er gilt als blutbildend, vor allen Dingen in den roten Varietäten.

■ So wenden Sie den Granat richtig an

Den Granat können Sie vielfältig anwenden: Legen Sie ihn als Rohstein oder Trommelstein auf oder tragen Sie ihn als Anhänger und Schmuckstein. Direkter Hautkontakt wirkt sich zwar günstig aus, doch empfiehlt es sich, den Stein lieber öfter für kurze Zeit als dauerhaft zu tragen. Granatwasser sollten Sie morgens auf nüchternen Magen trinken.

Der Granat wird unter fließendem Wasser gereinigt und verträgt Sonne zur Aufladung gut.

> *Der im Volksmund auch Karfunkel genannte Granat soll sich der Überlieferung zufolge bei Beziehungskrisen verdunkeln. Sind die Probleme gelöst, erstrahlt er wieder in reinem Rot. Entsprechend gilt der Granat auch als Stein der Ehe und Treue.*

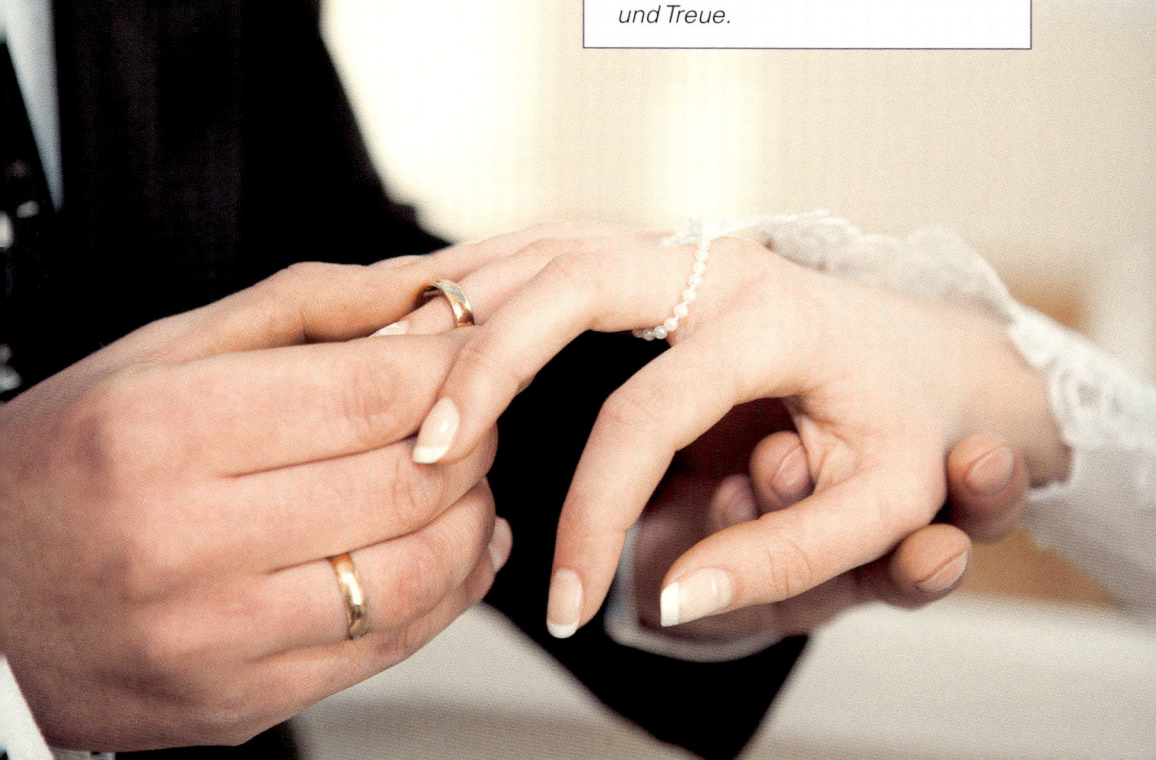

Der Halit (Steinsalz) – *Läuterung und Reinheit*

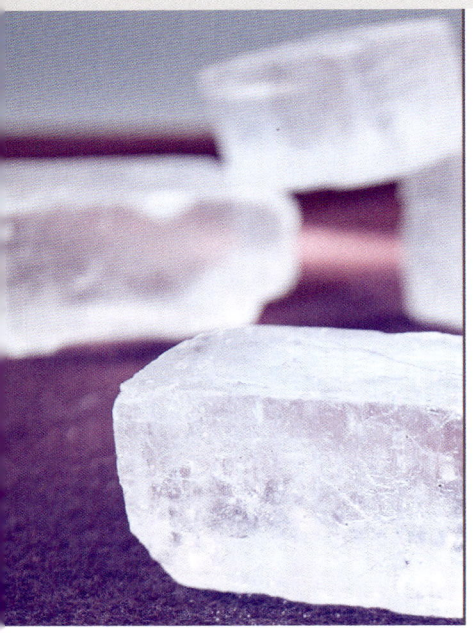

Die alte indogermanische Wortwurzel hal („Salz")
steckt heute noch im Namen vieler Orte, die ihren Aufstieg dem Handel mit dem weißen Gold
verdanken, wie Halle oder Reichenhall. Auch der
Begriff „Salz" leitet sich davon ab. Letztlich gab
aber das griechische Wort für Meer („halos"),
aus dessen Wasser immer schon Salz gewon-
nen wurde, dem Mineral seinen Namen. Salz
war lange Zeit das wichtigste Konservierungs-
mittel und entsprechend kostbar. Das Farbspektrum des Halit reicht von Farblos über Weiß bis
Rosa-Orange, kann aber auch durch Fremdein-
schlüsse braun bis schwarz erscheinen.

*Aus astrologischer Sicht ist der Halit dem Fische-
Prinzip zuzuordnen.*

■ Heilwirkung und Indikation

Salz schützt, reinigt und heilt. Von
alters her ist die Heilkraft des Salzes
bekannt. Die Haupteigenschaft des
Halit ist seine auflösende Kraft. Ob
überholte Verhaltensmuster oder
quälende Gedanken – sie können vor
diesem Mineral nicht bestehen. Salz
hüllt Sie in eine schützende Aura, die
Sie vor Manipulationsversuchen feit.
Es hebt das Gemüt und muntert auf.

Eine Prise Salz auf der Zunge hilft,
Schwächezustände zu überwinden.
Auf körperlicher Ebene sind die Heil-
wirkungen von Salz gut dokumentiert:
Es verbessert die Durchblutung der
Haut, regt den Stoffwechsel an und
gleicht das vegetative Nervensystem
aus. Bekannt ist auch die heilsame
Wirkung von salzhaltiger Luft auf die
Atemwege.

■ So wenden Sie den Halit richtig an

Der kristalline Halit kann direkt auf der Haut getragen werden und so die bekannten gesundheitlichen Vorteile des Salzes unterstützen. Von einem längerfristigen Tragen wird jedoch abgeraten. Besser ist es, den Halit bei akuten Situationen einzusetzen. Zur Meditation eignen sich die großen, klaren Kristalle oder die von den Salzlampen bekannten Rohsteine.

Diesen sagt man auch nach, sie könnten Störfelder in Wohnungen neutralisieren. Traditionell wird Salz zur Reinigung der Atmosphäre eines Raumes eingesetzt. Die Verwendung als Edelsteinwasser dagegen ist nicht zu empfehlen. Allerdings ist es ein idealer Badezusatz zur Verbesserung des Hautbildes.

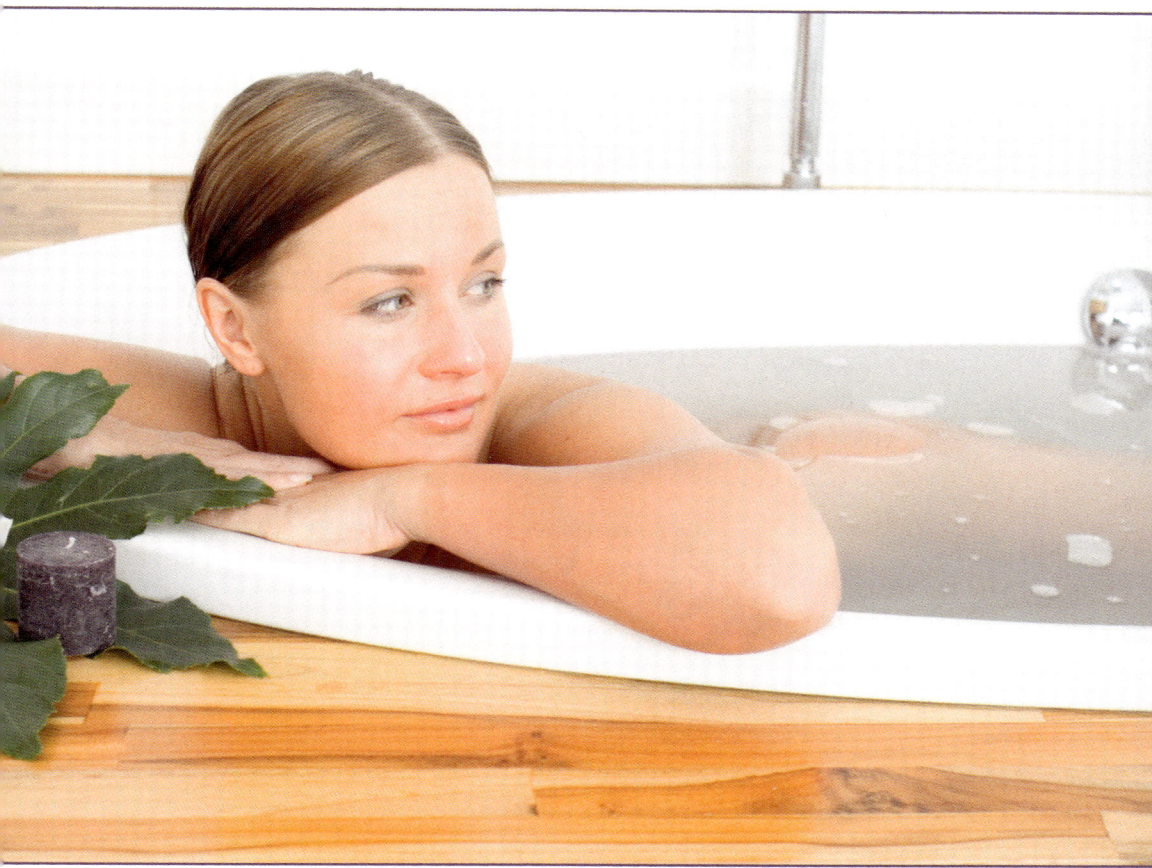

Der Hämatit –
Überleben und Engagement

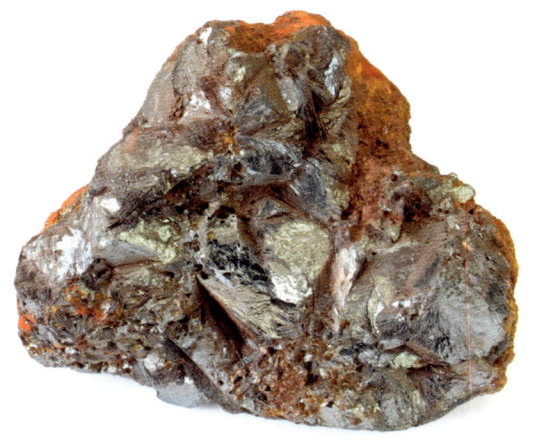

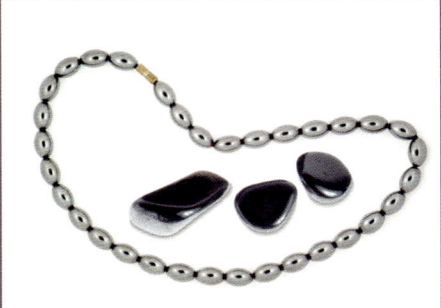

Der Name dieses Eisenerzes bedeutet so viel wie „Blutstein". Tatsächlich färbt sich das Wasser beim Schleifen des Hämatit rot, zugleich ist er von alters her im Einsatz, um Blut zu stillen und Wunden zu heilen. Wird dieser Stein poliert, glänzt er metallisch-silbern, während er im rohen Zustand rotbraun bis grauschwarz ist. Vom alten Ägypten bis in die Neuzeit ist der Hämatit als Heil- und Schmuckstein beliebt.

Astrologisch betrachtet steht der Hämatit dem Widder-Prinzip nahe.

■ Heilwirkung und Indikation

Der Hämatit schenkt Tatkraft und steigert die Vitalität. Sie fühlen sich bereit, die Herausforderungen des Lebens anzupacken. Gerade die leiblichen Bedürfnisse rückt er in den Vordergrund. Sie spüren deutlich eine Verbesserung des Wohlbefindens, fühlen sich lebendig und durchsetzungsstark. Ängste verschwinden, und wo Sie zuvor noch passiv alles über sich ergehen ließen, setzen Sie sich nun zur Wehr.

Auf der rein körperlichen Ebene fördert der Hämatit die Aufnahme von Eisen im Blut sowie die Bildung von roten Blutkörperchen, was zu einer verbesserten Sauerstoffversorgung im Organismus führt. Bei niedrigem Blutdruck hat sich der Einsatz ebenfalls bewährt. Muskelkater wird durch die Kraft des Hämatit gelindert.

So wenden Sie den Hämatit richtig an

Der Hämatit wird gern als Anhänger oder Kette getragen. Hautkontakt ist grundsätzlich von Vorteil, jedoch nicht bei einem entzündlichen Geschehen, da der Hämatit Entzündungen sogar noch verschlimmern kann. Das Aufstellen von Hämatitsteinen schützt gegen Erd- und Wasserstrahlen sowie elektrostatische Ladungen.

Besonders positiv wirkt der Hämatit bei großen Blutverlusten, nach der Periode, nach einer Operation und bei Kindern in der Wachstumsphase. Er ist zudem der ideale Begleiter für Bluter, da er die Bildung von Blutergüssen vermeiden hilft beziehungsweise dafür sorgt, dass diese schneller wieder abklingen.

Hämatit ist ein stark entladender Stein und wird daher vielfach verwendet, um andere Steine energetisch zu reinigen. Dazu legt man die anderen Kristalle einfach neben Hämatite oder bettet sie in kleine Hämatitsteinchen. Der Hämatit selbst wird am besten einmal im Monat über Nacht im Eisfach des Kühlschranks entladen. Er kann in der Sonne aufgeladen werden, doch Vorsicht: Er kann dabei so heiß werden, dass er Verbrennungen auf der Haut verursacht!

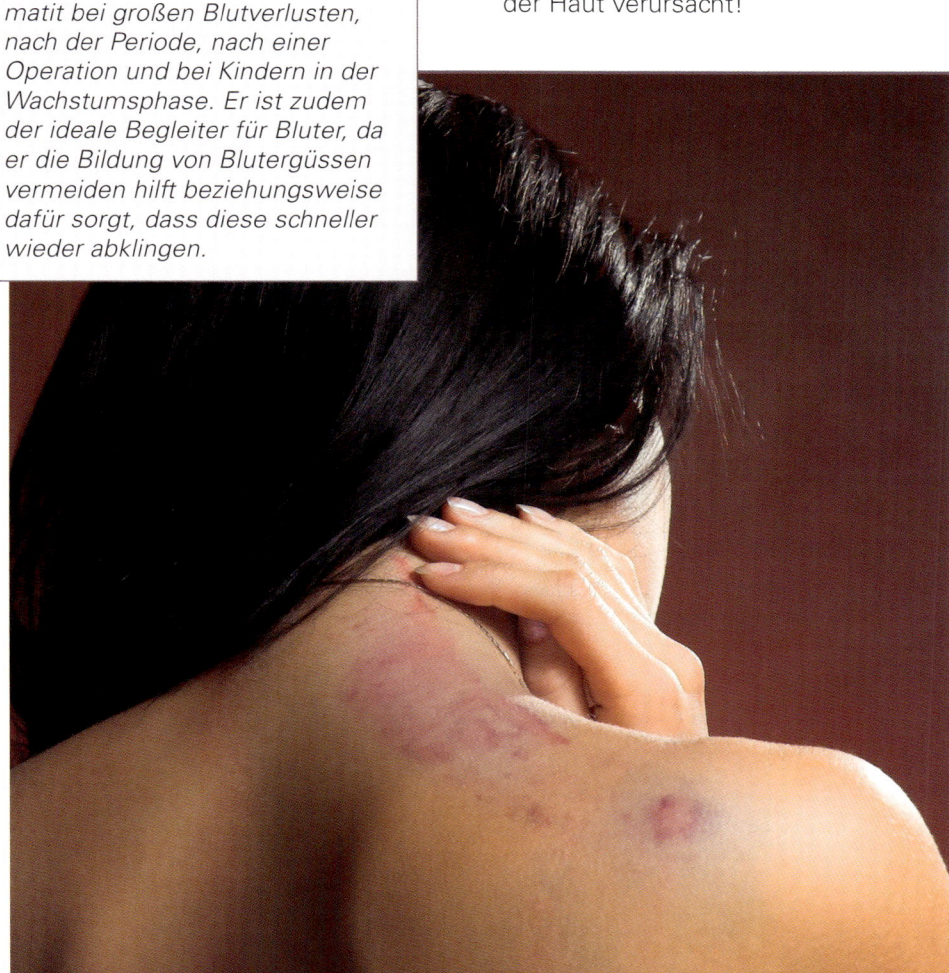

Der Heliotrop – *Schutz und Abgrenzung*

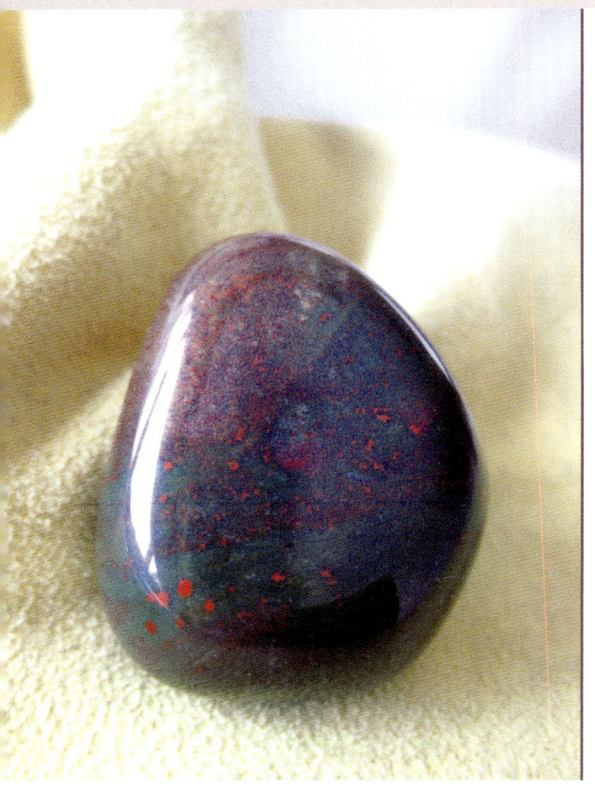

Der Heliotrop ist nicht nur ein klassischer Schmuckstein, sondern findet bereits seit der Antike auch als Heilstein Verwendung. Hildegard von Bingen erwähnt ihn ebenfalls, was ihm den Namen „Hildegardjaspis" eingebracht hat. Sein eigentlicher Name bedeutet: „Stein der Sonnenwende" – er ist also ein Sonnenstein, auch wenn seine dunkelgrüne Farbe dies zunächst nicht vermuten lässt. Aber die roten Punkte, die ihn vom rein grünen Jaspis unterscheiden, stehen für das Licht der wiederkehrenden Sonne an der Wintersonnenwende (22. Dezember).

Aufgrund dieses Datums – und weil er hilft, Grenzen zu ziehen – wird der Heliotrop astrologisch dem Steinbock zugeordnet.

■ Heilwirkung und Indikation

Der Heliotrop ist der klassische Schutzstein. Er unterstützt Sie dabei, sich von unliebsamen Einflüssen abzugrenzen, und baut eine stabile Schutzaura um Sie herum auf. Im Schutz des Heliotrop können Sie wieder zu sich finden und sich regenerieren. Er wirkt Erschöpfungszuständen entgegen und beruhigt bei Nervosität, Gereiztheit und Aggressivität.

Die roten Einschlüsse (meist durch Eisenoxid hervorgerufen) lassen es erahnen: Auf der körperlichen Ebene

Nach Hildegard von Bingen soll der Heliotrop bei Herzschmerzen oder Rhythmusstörungen etwa zehn Minuten über dem Herzen auf die Haut gelegt werden, bis er heiß ist. Auch auf Schwangere soll der Stein eine positive Wirkung haben, indem er vor Unterleibsbeschwerden schützt.

wirkt der Heliotrop reinigend auf das Blut und damit auf alle Organe, die gut durchblutet sind, beispielsweise Milz, Leber und Nieren. Dem Heliotrop wird darüber hinaus eine entsäuernde Wirkung auf den ganzen Organismus nachgesagt.

Er fördert das Fließen von Körperflüssigkeiten und regt die Lymphen an. Insgesamt aktiviert er das Immunsystem.

So wenden Sie den Heliotrop richtig an

Legen Sie den Heliotrop bei ersten Anzeichen von Infekten (Kratzen im Hals, erhöhte Temperatur, Mattigkeit) und Entzündungen sofort auf, am besten im Bereich der Thymusdrüse zwischen Herz und Kehle. Ansonsten kann er beliebig getragen werden – als Trommelstein in der Hosentasche oder als Schmuckstein an einer Kette oder einem Lederband. Auch als Meditationsgegenstand ist er gut geeignet, da er die Klarheit und Reinheit der Gedanken fördert. Wer einen Heliotrop unter sein Kopfkissen legt, soll vor Alpträumen gefeit sein. Vorsicht: Als Rohstein ist der Heliotrop wegen seiner scharfen Kanten weniger gut geeignet.

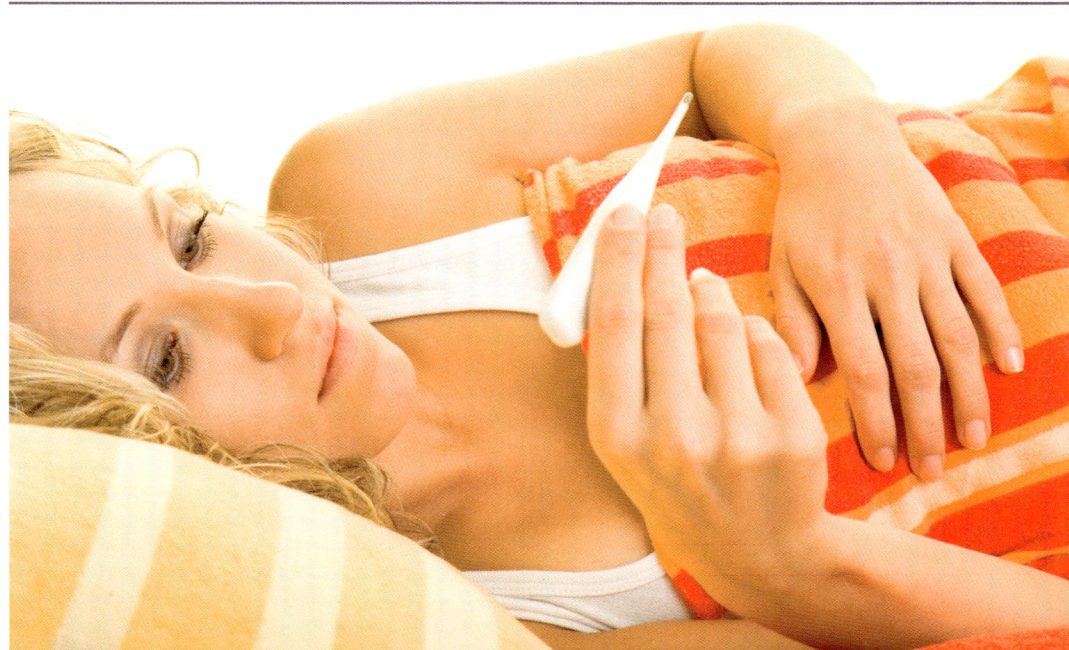

Der Jade – *Leichtigkeit und Harmonisierung*

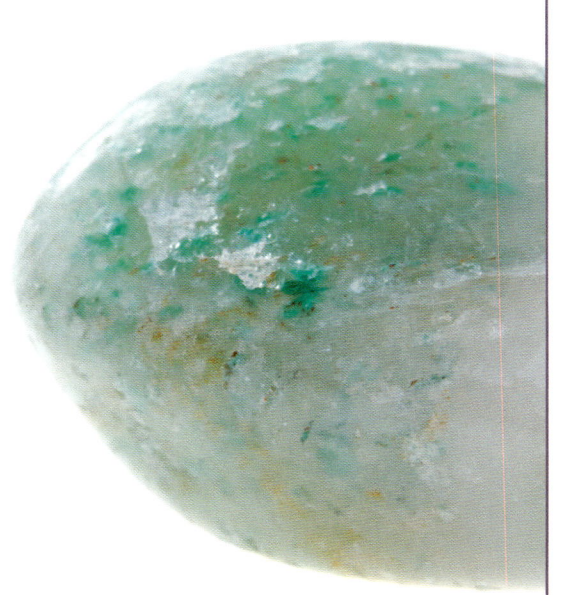

Der Name des Jade, auch Jadeit, geht auf das spanische piedra de ijada zurück („Stein der Lende"), denn schon bei den Indianern Südamerikas war er als Nierenheilstein bekannt. Die klassische Jade-Farbe ist Grün, doch auch als violetter Lavendel-Jade ist er beliebt. Darüber hinaus schimmert er gelb, weiß und braun bis rötlich. Besonders begehrt ist weißer Jade mit durchscheinendem Grün und Jade in reinem Apfelgrün. Als Schmuckstein wird er seit jeher ebenso geschätzt wie als Heilstein. Reiner Jade ist selten, daher gilt: Vorsicht vor Fälschungen!

Aus astrologischer Sicht entspricht Jade dem Tierkreiszeichen Waage.

■ Heilwirkung und Indikation

Jade ist ein spielerischer Stein, der für Leichtigkeit im Austausch zwischen Ihnen und der Welt sorgt. Er weckt die Freude an der Begegnung mit anderen Menschen und lässt Sie so erkennen, dass Sie nicht allein auf der Welt sind. Es fällt Ihnen leichter, mit anderen zu kooperieren und die Dinge nicht so schwerzunehmen. Überhaupt ist Jade ein Stein der Harmonisierung, denn er gleicht jede Form von Übertreibung aus: Er sorgt für Entspannung bei Stress und für Freude am Tun bei zu großer Trägheit.

Auf der körperlichen Ebene stimuliert Jade die Funktion der Nieren und reguliert den Säure-Basen-Haushalt. Er soll auch zu hohen Blutdruck ausgleichen und wird bei Krampfadern eingesetzt.

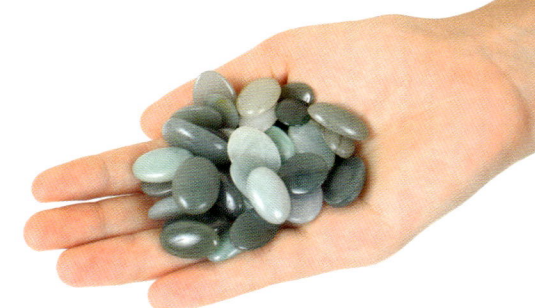

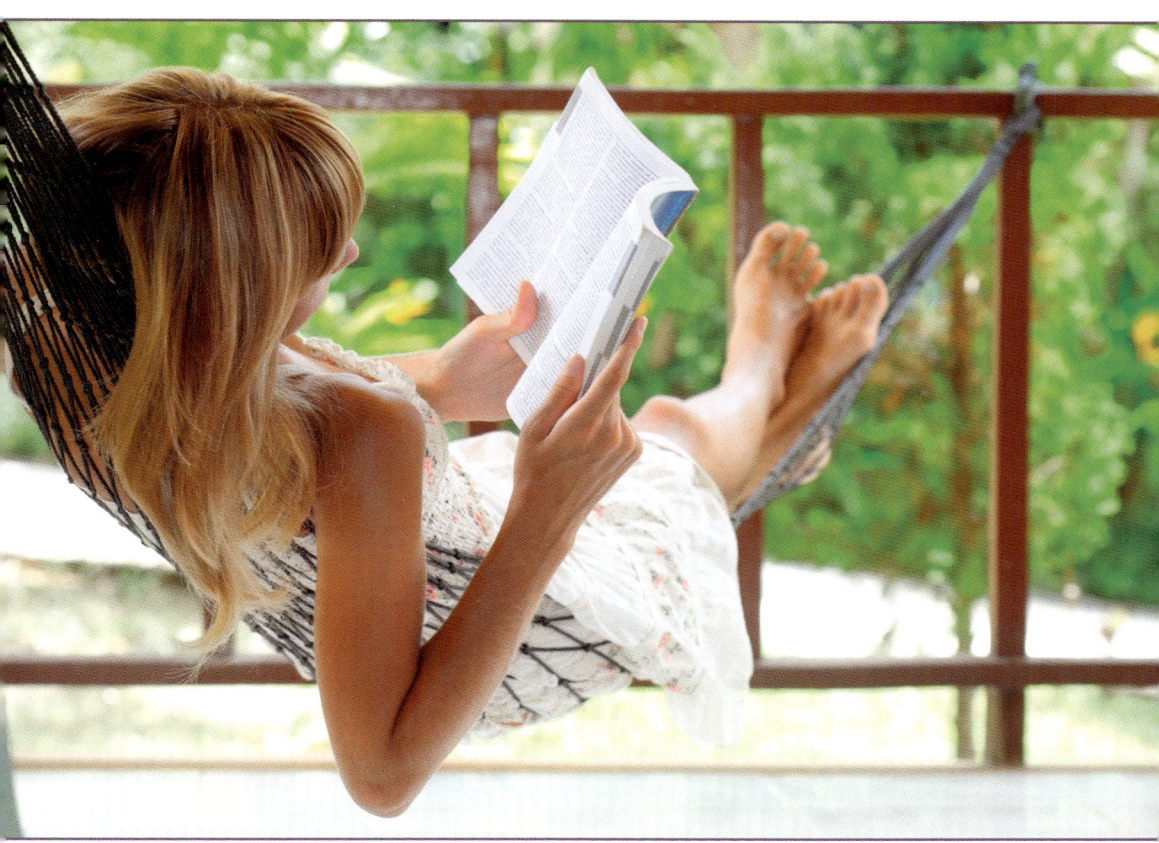

■ So wenden Sie den Jade richtig an

Als Roh- oder Trommelstein können Sie Jade direkt auf die Haut auflegen, bevorzugt in der Nierengegend. Auf die Stirn gelegt entfaltet er seine geistige Wirkung. Jade ist ein schöner Schmuck, der eine anziehende Wirkung auf andere Menschen haben kann. Es bietet sich daher an, ihn sichtbar als Kette oder Anhänger zu tragen. Auch ist er ein beruhigendes Meditationsobjekt.

In fast allen arabischen Ländern wird Jade – zum Skarabäus geschliffen – als Schutzstein verehrt. Er gilt darüber hinaus als Stein der Träume, der Ihnen hilft, Ihre Träume zu entschlüsseln und deren Bedeutung zu verstehen.

Jade sollte einmal wöchentlich unter fließendem Wasser gereinigt werden. Um ihn aufzuladen, empfiehlt es sich, ihn in eine Amethystdruse zu legen oder dem Mondlicht auszusetzen.

Der Jaspis – *Willenskraft und Stärke*

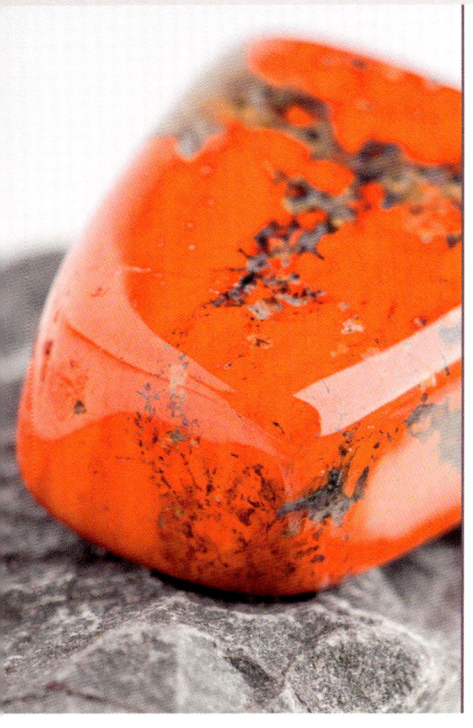

Das griechische Wort iaspis bedeutet so viel wie „gesprenkelt" und stammt wahrscheinlich aus dem Assyrischen (aschpu). In vielen Kulturen der Antike ist von Jaspis die Rede als einem der kostbarsten Edelsteine überhaupt, doch vermutlich verstand man damals etwas anderes unter diesem Begriff als heute. Aktuell bezeichnet Jaspis einen bunten, undurchsichtigen Quarz, der in einer unüberschaubaren Vielfalt an Farben und Mustern zu finden ist. Je nach Farbgebung und Zeichnung heißt er auch: Trümmerjaspis, Regenbogenjaspis, Landschaftsjaspis, Sternjaspis, Kugeljaspis usw. Die Grundfarben dieses Steins sind Rot, Gelb und Grün, die in den unterschiedlichsten Mischungen auftreten können.

Dem Jaspis sind je nach Farbgebung verschiedene astrologische Prinzipien zuzuordnen (siehe „Heilwirkung und Indikation").

▪ Heilwirkung und Indikation

Der rote Jaspis fördert die Willenskraft und den Mut. Er regt den Kreislauf an und stimuliert insgesamt den Energiefluss im Körper. Er entspricht den Feuerzeichen der Astrologie. Gelber bis brauner Jaspis fördert das Durchhaltevermögen und bringt Ruhe ins Spiel. Körperlich stärkt er das Immunsystem und hilft bei Verdauungsproblemen. Er wird den Erdzeichen der Astrologie zugeordnet. Grüner Jaspis fördert die Harmonie und sorgt dafür, dass Sie sich bei Auseinandersetzungen nicht verausgaben.

Auf der körperlichen Ebene unterstützt er Entgiftungsprozesse und hemmt Entzündungen. Astrologisch untersteht er den Luftzeichen. Lavendeljaspis enthält Chalcedon und erscheint dadurch violett. Er beruhigt das Gemüt, sorgt für körperliches Wohlbefinden und reinigt die Körperflüssigkeiten. Der Turitellajaspis enthält Einschlüsse fossiler Schnecken und hilft Ihnen, im Rückzug Kraft zu finden. Diesen beiden Varietäten werden astrologisch die Wasserzeichen zugeordnet.

So wenden Sie den Jaspis richtig an

Alle Jaspisarten können über längere Zeit auf dem Körper getragen werden, ob als Trommelstein, als Kette oder als Anhänger.

Die Reinigung sollte wöchentlich unter fließendem Wasser erfolgen. Zum Entladen des Jaspis legen Sie ihn am besten in eine Bergkristallgruppe, zum Aufladen in die Sonne.

Besondere Dienste leistet der rote Jaspis während der Schwangerschaft. Er lindert Übelkeit, beugt heftigem Erbrechen vor und verhindert – vor allem in den letzten Schwangerschaftswochen – Wasseransammlungen in den Beinen. Er soll zudem eine harmonische Geburt fördern.

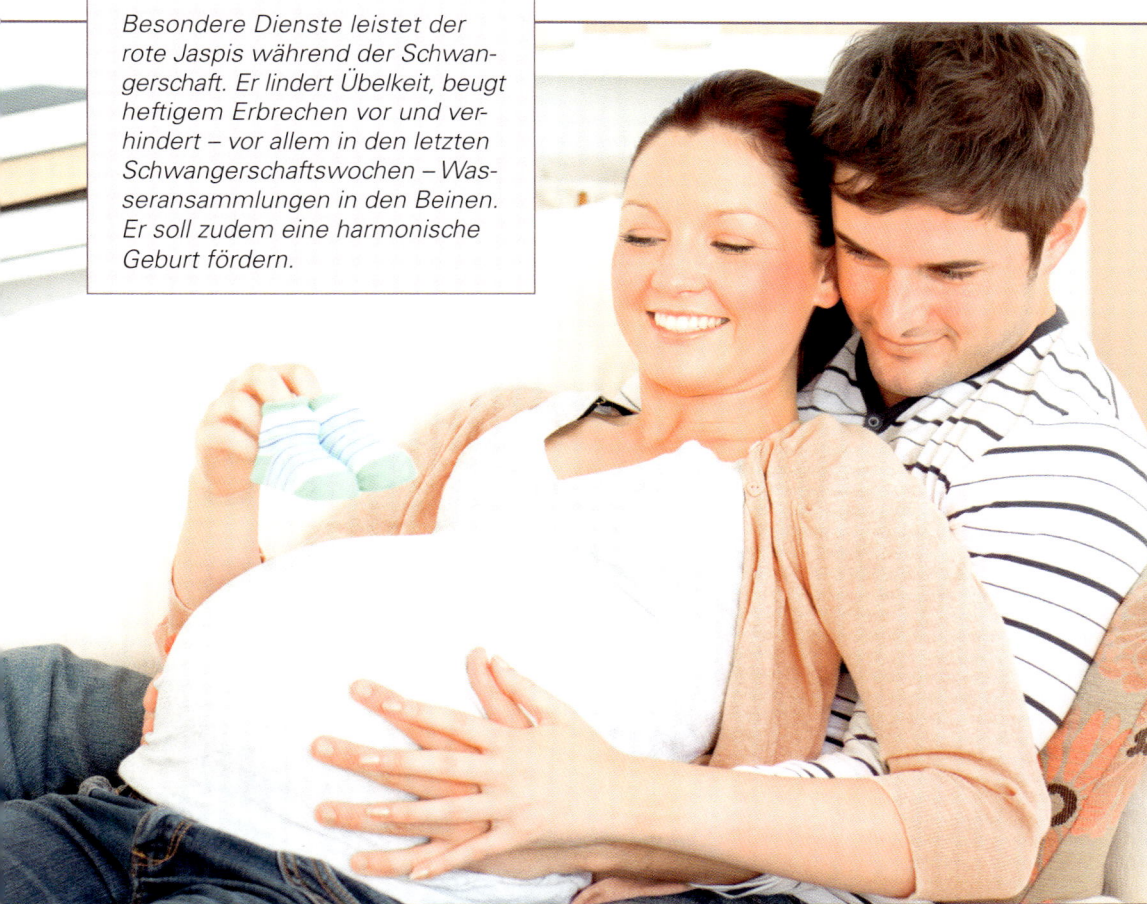

Der Karneol – *Realismus und Idealismus*

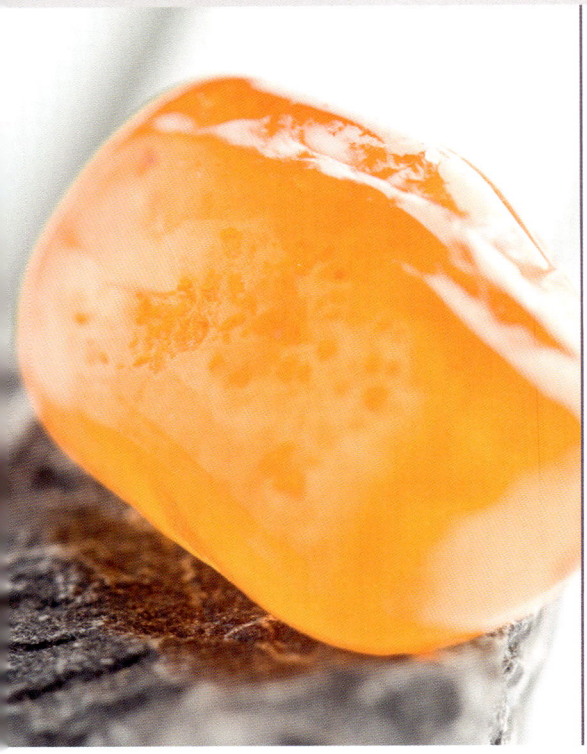

Der orangefarbene bis rotbraune Stein trägt seinen Namen wohl wegen der typischen Farbe, denn lateinisch carneolus heißt so viel wie „fleischfarben". In der Antike war dieser Stein auch als Sarder bekannt, doch wird diese Bezeichnung nur noch selten verwendet. Seine Färbung verdankt er den Eisenoxiden, die je nach Oxidationsgrad des Eisens unterschiedliche Tönungen hervorrufen. Gerade der orangefarbene Karneol ist sehr beliebt, weshalb hellere Steine häufig durch Brennen nachgedunkelt werden. Selten ist der beliebte Schmuck- und Heilstein größer als einige wenige Zentimeter.

Aus astrologischer Sicht verbindet der Karneol die besten Eigenschaften von Widder und Stier.

■ Heilwirkung und Indikation

Auf der einen Seite schenkt Ihnen der Karneol Lebensfreude, sorgt für Stabilität in Ihrem Leben, fördert den Sinn für Gemeinschaft und hilft Ihnen, zu sich selbst und zu anderen zu stehen. Andererseits macht er Mut und verleiht Ihnen den nötigen Schwung, um die Dinge, die Sie sich vorgenommen haben, auch tatsächlich anzupacken.

Alles in allem ist er ein sehr pragmatischer Stein, der Ihnen Realismus schenkt, ohne Ihnen den Idealismus zu nehmen.

Auf der körperlichen Ebene ist der Karneol ein wärmender Stein. Er regt die Durchblutung an und stabilisiert den Kreislauf. Der Karneol ist ein

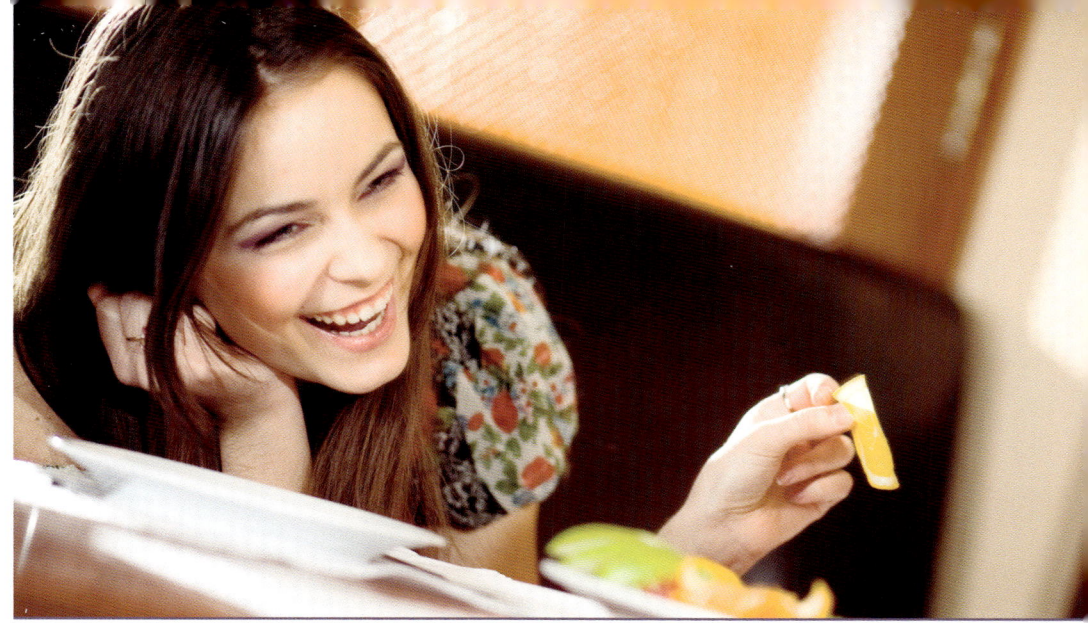

klassischer Herzstein. Da er zudem die Verdauung anregt, verbessert er den Appetit, sorgt aber zugleich für eine Verbesserung des Stoffwechsels. Inhaltsstoffe von Nahrungsmitteln können so besser aufgenommen werden.

Schon die alten Griechen sahen im Karneol – der damals zu den wertvollsten Schmucksteinen gehörte – das Symbol der wiederkehrenden Sonne. Und auch heute noch steht er, nicht zuletzt wegen seiner Farbe, die an einen Sonnenaufgang erinnert, für neues Leben.

◾ So wenden Sie den Karneol richtig an

Tragen Sie den Karneol über längere Zeit als Schmuck, zum Beispiel als Kette oder in Form eines Anhängers, vor allem bei Herzbeschwerden. Auch das Auflegen auf den Bauch hat sich bewährt, insbesondere bei Verdauungsproblemen, ebenso wie das regelmäßige Trinken von Karneolwasser.

Der Karneol sollte zur Entladung einmal wöchentlich unter fließendem Wasser gereinigt werden. Zum Aufladen eignet sich am besten das Mondlicht.

Der Labradorit – *Fantasie und Erkenntnis*

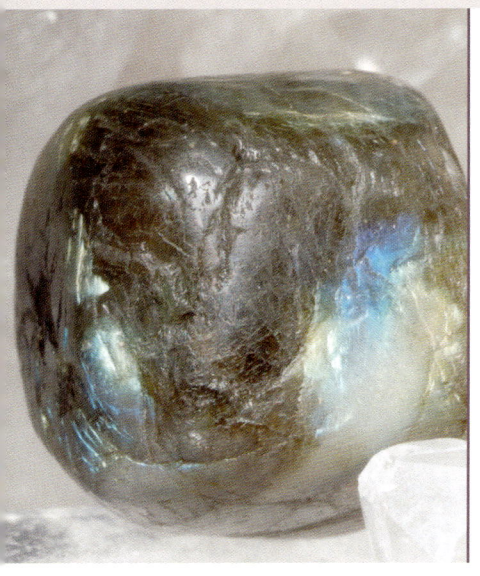

Dieser Stein wurde erstmals im 18. Jahrhundert an der Küste der kanadischen Halbinsel Labrador gefunden, was sich in seinem Namen widerspiegelt. Das Besondere an diesem Stein, der in weißer, gelblicher, grauer, grüner, brauner und schwarzer Färbung vorkommt, ist das Irisieren. Dieses Farbspiel wird auch Labradorisieren genannt und brachte ihm unter anderem die Bezeichnung Regenbogenstein ein. Er hat sich zu einem beliebten Schmuckstein entwickelt, wird aber genauso häufig als Heilstein eingesetzt.

Astrologisch betrachtet ist er dem Fische-Prinzip verwandt.

■ Heilwirkung und Indikation

Der Labradorit bringt Sie mit Ihren tiefsten Gefühlen in Verbindung. Sie erkennen zwischen all dem Wollen und Wünschen, was Sie tatsächlich empfinden und worauf es wirklich ankommt. Illusionen werden durchschaut und Täuschungen beendet, die Wahrheit kann sich endlich zeigen. Auf diese Weise hilft der Labradorit Ihnen, sich Ihres Selbsts bewusst zu werden und einen realistischen Blick auf Ihr Leben zu werfen, ohne sich des Sinns für Ihre Möglichkeiten und Ihrer Fantasie zu berauben.

Auf der körperlichen Ebene kann Labradorit zu hohen Blutdruck senken und das gesamte Herz-Kreislauf-System

positiv beeinflussen. Kälteempfindliche und wetterfühlige Menschen werden die Wirkung dieses Steins ebenso zu schätzen wissen wie Personen, die unter rheumatischen Erkrankungen leiden. Ebenfalls positiv wirkt er sich auf das Säure-Basen-Verhältnis aus.

> *Der Labradorit wirkt beruhigend und ausgleichend auf die Seele und lindert Wutausbrüche. Auch Wohnräume kann er entstören und von aggressiven Energien befreien.*

■ So wenden Sie den Labradorit richtig an

Die geistigen Wirkungen des Labradorit lassen sich am besten durch
Meditation über diesen Stein erfahren. Wer von den körperlichen Heil-
kräften profitieren möchte, dem sei
empfohlen, ihn längere Zeit als Kette
oder als Anhänger zu tragen. Wichtig
ist dabei der Hautkontakt.

Der Labradorit mag es, im Licht des
Mondes aufgeladen zu werden. Die
Entladung erfolgt am besten mithilfe
von Hämatitsteinchen.

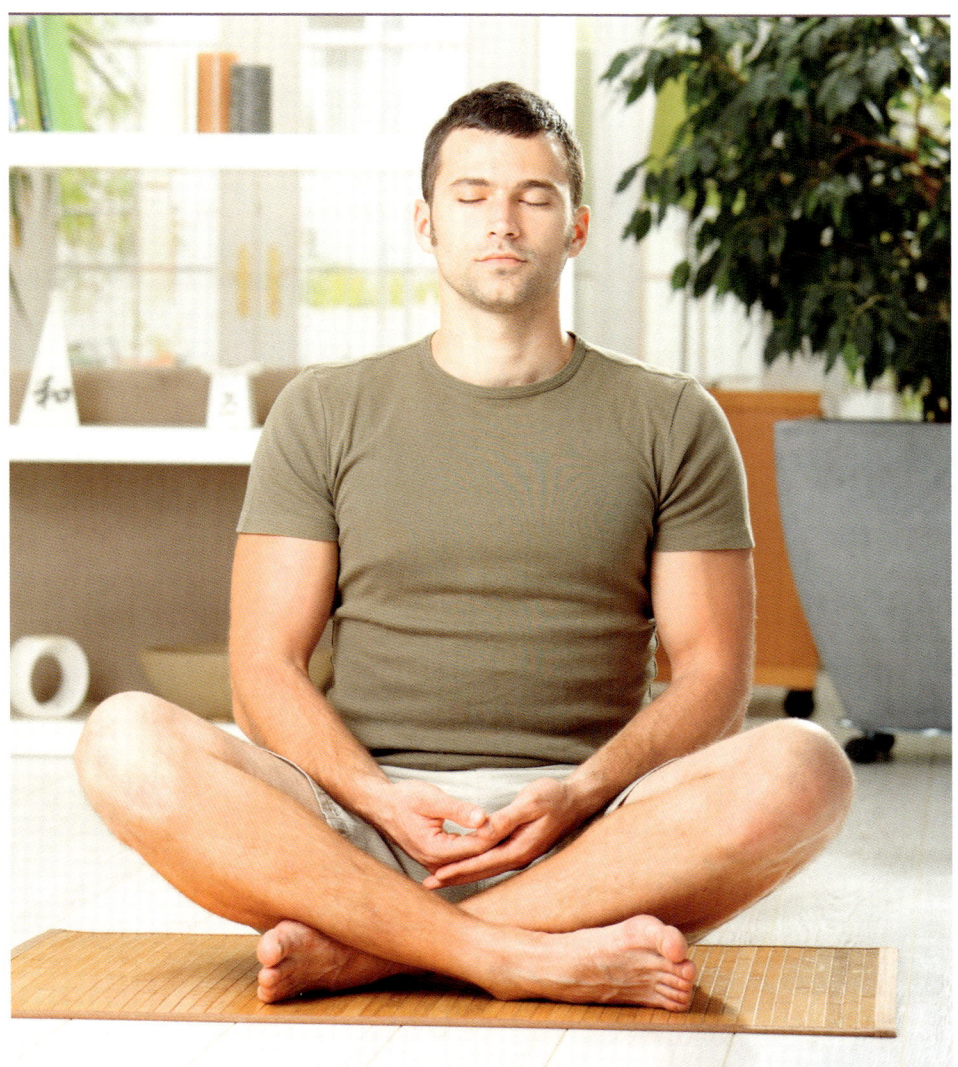

Der Lapislazuli – *Wahrheit und Verantwortung*

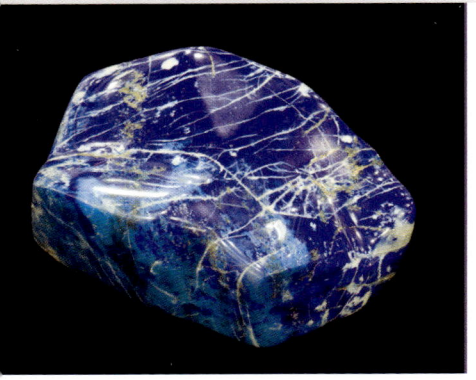

Sein Name bedeutet „der blaue Stein". In der Sprache der Mineralogen findet sich daneben auch die Bezeichnung Lasurit. Aufgrund seiner intensiv blauen Färbung wird er zudem Blaustein, Bergblau und Ultramarin genannt. Der im rohen Zustand matte Stein ist oft durchsetzt mit goldenen Einsprengseln aus Pyrit beziehungsweise gelbweißen Einsprengseln aus Marmor. Leider wird der Farbe immer wieder nachgeholfen, da die Nachfrage größer als das Angebot ist. Seine Seltenheit machte den Lapislazuli schon in frühesten Zeiten zu einem begehrten Schmuckstein, dem auch kultische Verehrung zuteil wurde. Großen Wert hatte der Stein auch für die Kunst, denn das tiefe Blau der alten Meister ist nichts anderes als zu Pulver gemahlener und mit Bindemitteln vermengter Lapislazuli.

Astrologisch entspricht der Lapislazuli dem Prinzip des Tierkreiszeichens Schütze.

■ Heilwirkung und Indikation

Der Lapislazuli ist der Stein der Wahrheit. Wer ihn trägt, wird merken, wie leicht es ihm fällt, genau das auszudrücken, was ihm auf dem Herzen liegt. Er lässt Sie authentisch sein und hilft Ihnen, sich ganz im Einklang mit Ihren wirklichen Bedürfnissen zu zeigen. Sie sagen, was Sie denken, und legen jegliche Zurückhaltung ab. Unangenehmes und konstruktive Kritik kann so zur Sprache kommen, falsche Kompromisse werden vermieden. Auch auf der körperlichen Ebene befreit der Lapislazuli von Einengung und Beklemmung, vor allen Dingen

in der Halsgegend. Erkrankungen in diesem Bereich werden durch ihn gelindert – von Schluckbeschwerden bis Heiserkeit. Auch bei zu hohem Blutdruck hat sich der Lapislazuli bewährt.

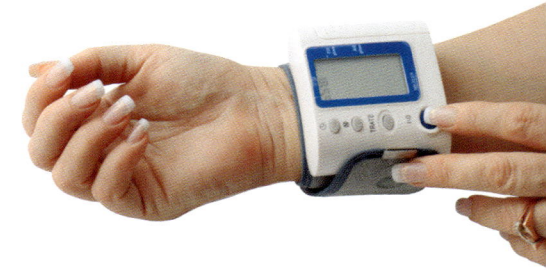

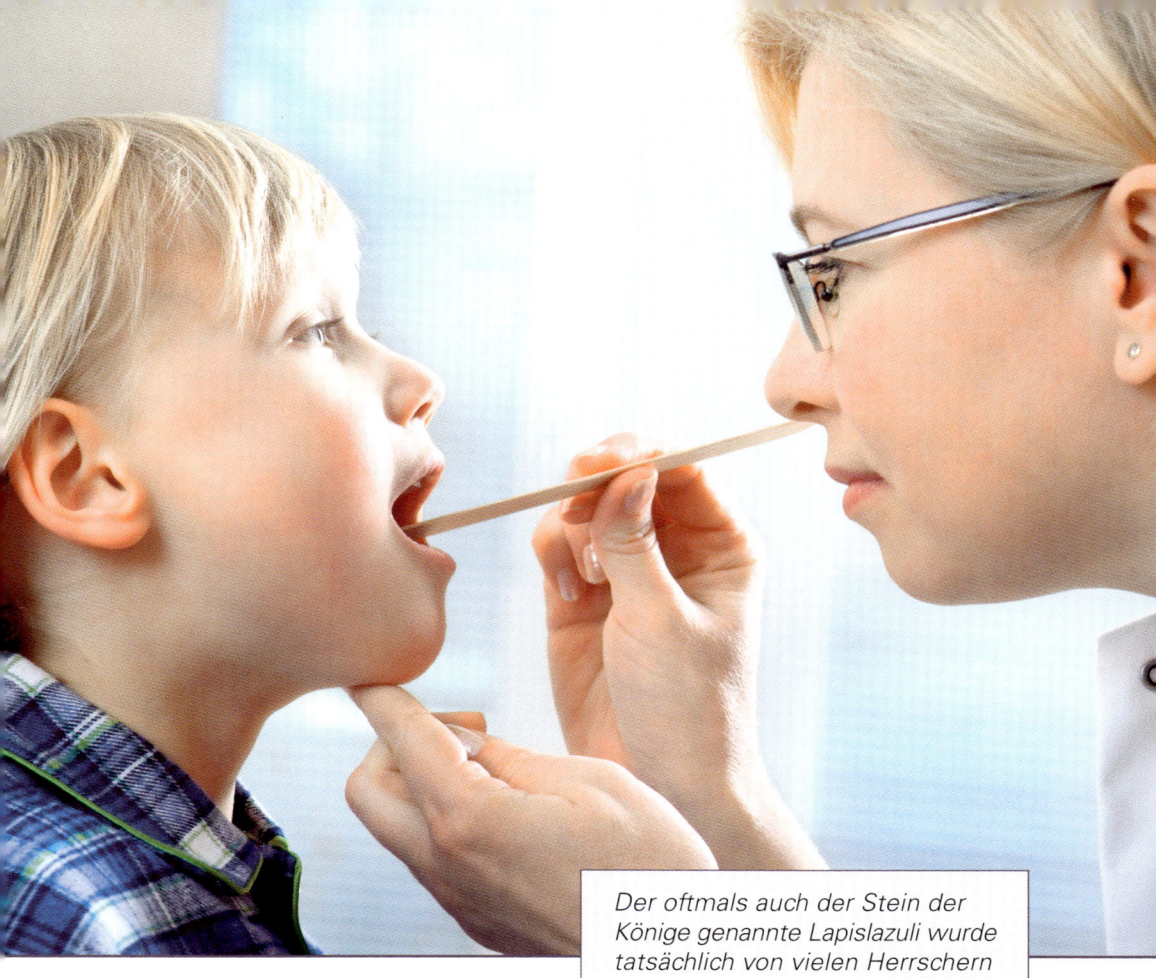

So wenden Sie den Lapislazuli richtig an

Das Auflegen von Lapislazuli in der Halsgegend erzielt die besten Ergebnisse. Wird er auf die Stirn gelegt, profitieren Sie vor allen Dingen von den geistigen Vorzügen dieses edlen Steins. In Situationen, in denen Sie nicht alles schlucken und sich nicht verbiegen lassen wollen, ist es zudem

Der oftmals auch der Stein der Könige genannte Lapislazuli wurde tatsächlich von vielen Herrschern als Schutzstein genutzt, da er das Selbstbewusstsein, die Würde und die Besonnenheit fördert. Auch verhilft er demjenigen, der ihn trägt, zu neuen Ideen.

nützlich, einen Trommelstein in der Hosentasche zu tragen oder ihn sogar als Anhänger um den Hals zu legen.

Der Lapislazuli wird am besten im Mondlicht aufgeladen.

Der Magnetit – *Orientierung und Aktivität*

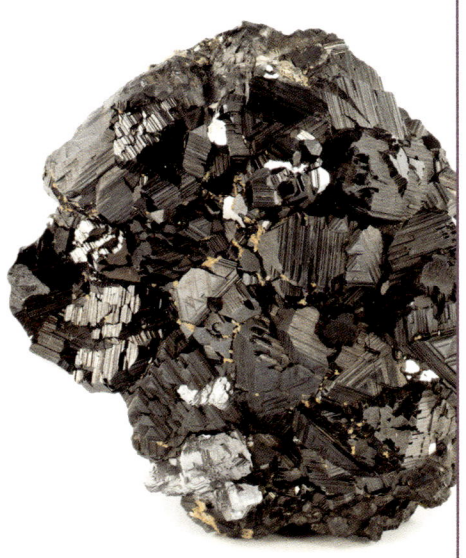

Der Magnetit galt in der Antike wegen seiner magnetischen Eigenschaften als Zauberstein. Der Sage nach soll er vom Hirten Magnes auf dem griechischen Berg Ida entdeckt worden sein, als die Nägel seiner Schuhe an diesem Stein hängen blieben. Doch schon bald erkannte man auch die besonderen Heilkräfte dieses zu den Eisenoxiden zählenden Minerals. Bleigrau bis schwarz erscheint der Magnetit und besonders schöne Exemplare bilden größere, unregelmäßige Oktaeder, deren Flächen metallisch glänzen.

Der Magnetit ist astrologisch betrachtet ein Stein des Skorpions.

■ Heilwirkung und Indikation

Der Magnetit unterstützt Sie dabei, Wertvorstellungen zu entwickeln, die Ihnen Orientierung geben. Ihr Bewusstsein wird auf höhere Ideale ausgerichtet. Sie erkennen, welche Ziele Sie verfolgen sollten, und er hilft Ihnen, Ihre Tatkraft zu bündeln, um jene tatsächlich zu erreichen. Sie lernen, klar zu unterscheiden, was im Moment wesentlich ist und was nicht. Ängste und Frustrationen können überwunden werden.

Im Körper regt der Magnetit den Energiefluss insgesamt an. Er wirkt sich positiv auf die Funktionen der Hormondrüsen aus und verbessert die Durchblutung. Auch der Blutkreislauf wird angeregt. Lindernde Effekte auf Kopfschmerzen konnten ebenfalls beobachtet werden. Darüber hinaus sagt man, der Magnetit könne Löcher in der Aura schließen und diese versiegeln, sodass sie vor äußeren Angriffen geschützt ist.

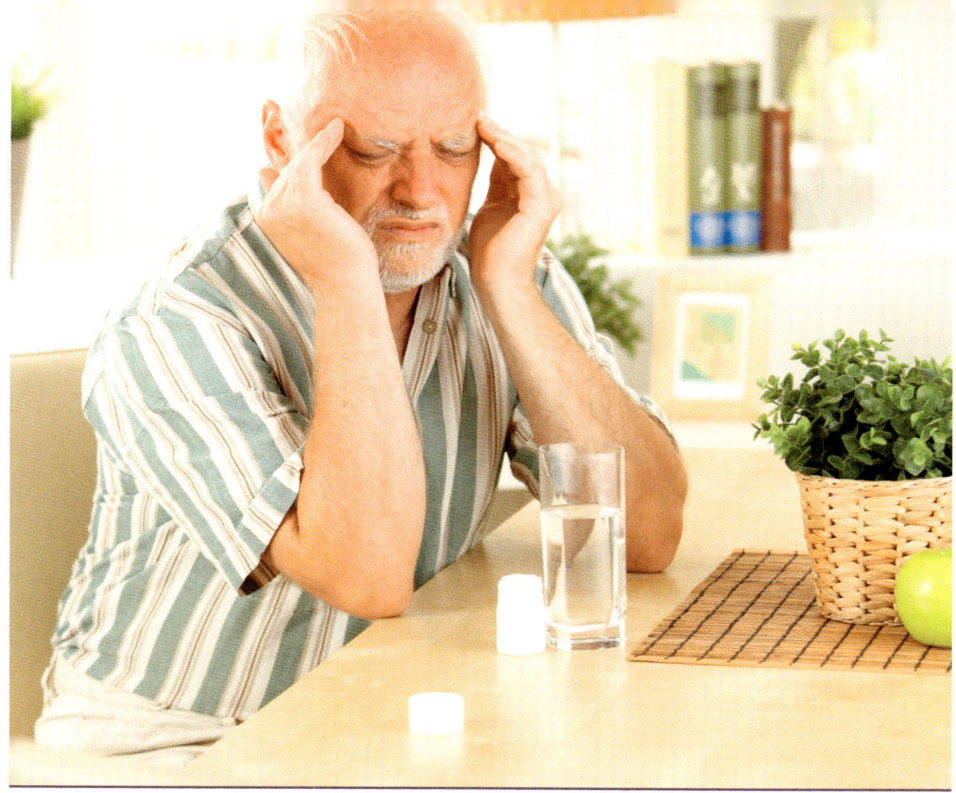

■ So wenden Sie den Magnetit richtig an

Legen Sie den Magnetit auf die Stirn oder den Scheitel, um das Bewusstsein zu klären und Stimmungsschwankungen auszugleichen. Auch das ruhige Betrachten des Steins bringt die positiven Kräfte des Magnetit zur Geltung.

Der Magnetit ist einer der wenigen Steine, die nicht mit Hämatitsteinchen entladen werden können. Zur Reinigung sollten Sie ihn einmal in der Woche über Nacht ins Eisfach des Kühlschranks legen. Seine Wirksamkeit erhöht sich, wenn er in der Morgensonne aufgeladen wird.

Sie können den Magnetit auch auf andere unterstützungsbedürftige Körperregionen legen. Dabei hat sich gezeigt, dass sich seine Wirkung durch mehrmaliges regelmäßiges, dafür aber kürzeres Auflegen besser entfaltet als bei längerem Auflegen. Achten Sie auf Ihre Empfindungen bei der Anwendung und passen Sie die Behandlungsdauer entsprechend an.

Der Malachit – *Intensität und Gefühle*

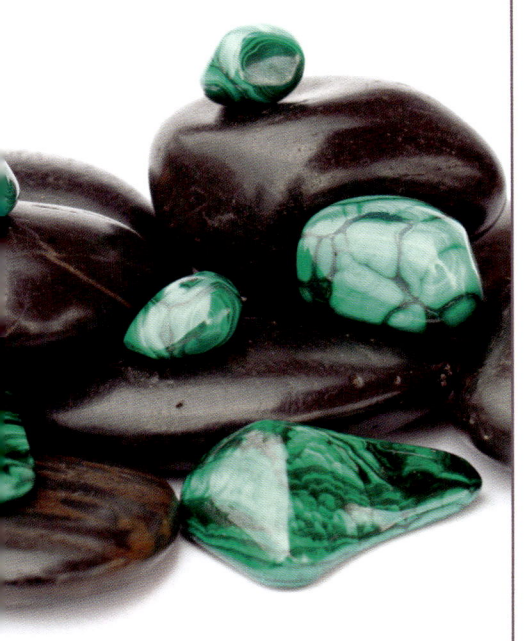

Vielleicht rührt der Name des Malachit vom griechischen Wort malache für „Malve" her – in Anlehnung an seine Farbe –, vielleicht aber auch von dem griechischen malako für „weich", was eine Anspielung auf seine geringe Härte sein könnte. Sicher aber ist, dass dieser Stein eine lange Tradition besitzt. Beinamen wie „Hebammenstein" (bei Frauenleiden und als Geburtshelfer) oder „Schreckstein" (gegen plötzliches Erschrecken) weisen zudem auf seine heilwirksame Bedeutung hin. Der Malachit ist immer grün mit einer typischen Bänderung in hellen und dunklen Schattierungen.

Astrologisch gesehen ist der Malachit ein Skorpion-Stein, besitzt aber auch Anteile des Fische-Zeichens.

■ Heilwirkung und Indikation

Der Malachit bringt Sie in Kontakt mit Ihren tiefsten Sehnsüchten. Er holt alte, längst vergessene Seelenbilder an die Oberfläche und zeigt Ihnen, wo Sie vielleicht gegen Ihre wahren Gefühle leben und sich selbst verraten. Dieser Stein hilft Ihnen, sich besser an Ihre Träume zu erinnern und deren Botschaften zu verstehen. Sie erhalten auf diese Weise Informationen aus den tieferen Schichten Ihres Bewusstseins und sind in der Lage, selbstbewusster Entscheidungen zu treffen.

Auf der körperlichen Ebene ist der Malachit ein Frauenstein und kann bei Menstruationsbeschwerden

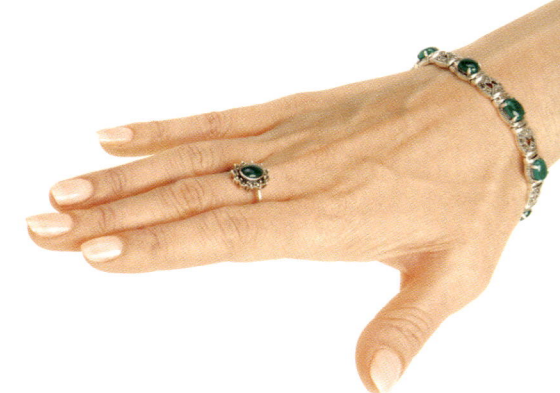

lindernd wirken. Allgemein fördert er die Entgiftung und Entschlackung des Körpers und unterstützt bei der Entsäuerung. Positive Wirkung zeigt er auch in Bezug auf die Leber und bei rheumatischen Erkrankungen.

Der Malachit gilt zudem als Stein der Freundschaft und soll seinem Träger Glück in der Liebe schenken. Achtung: Malachit wird sehr oft gefälscht. Es sind sowohl gefärbte Fälschungen aus anderen Mineralien als auch Imitationen aus Glas sowie synthetisch hergestellte Malachite im Umlauf. Achten Sie auch darauf, dass Ihr Malachit nicht mit Kunstharz stabilisiert wurde.

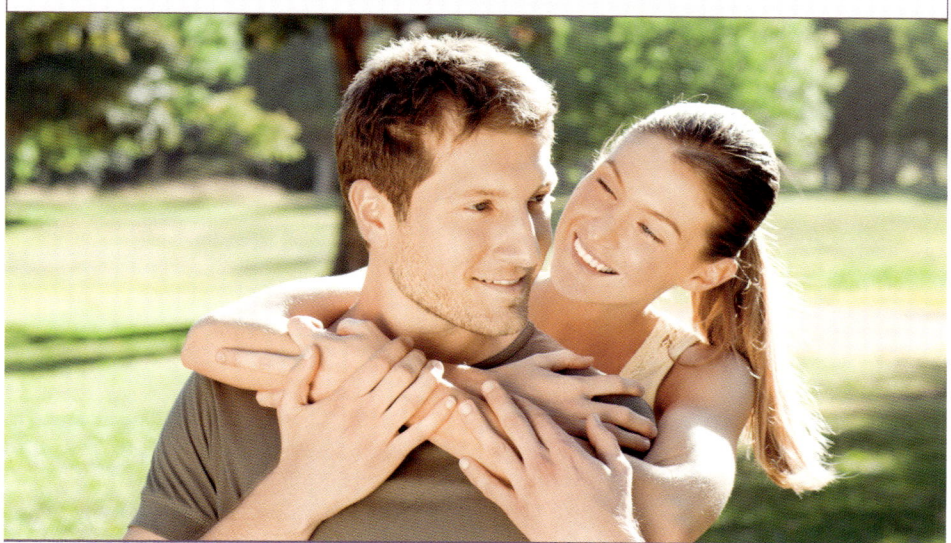

■ So wenden Sie den Malachit richtig an

Achtung: Der Malachit ist hochgiftig und darf deshalb nur äußerlich angewendet werden! Sie können ihn bedenkenlos über längere Zeit als Kette beziehungsweise Anhänger tragen oder ihn in der Hosentasche mit sich führen, sollten aber hierbei eine direkte Berührung mit der Haut vermeiden. Auf keinen Fall dürfen Sie mit ihm hergestelltes Edelsteinwasser verwenden!

Am besten reinigen Sie den Malachit einmal in der Woche unter fließendem Wasser. Auf Sonnenstrahlen und Hitze reagiert er empfindlich, daher ist es besser, ihn im Mondlicht oder in einer Bergkristallgruppe aufzuladen.

Der Mondstein – *Intuition und Hellsichtigkeit*

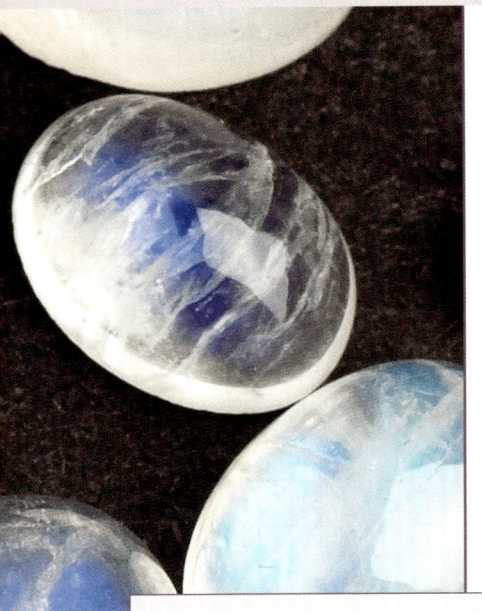

Das kühle, weißblaue Licht des Mondes gab diesem Stein seinen Namen. Tatsächlich schimmert der an sich farblose bis gelblich-grüne, manchmal auch bräunliche Mondstein wie der Mond, wenn er das Licht der Umgebung einfängt. Je kräftiger dieser Schimmer ist, desto wertvoller ist er. Seine Schönheit machte ihn zu einem beliebten Schmuckstein und er wird in Indien noch heute von Frauen in ihre Kleidung eingenäht. Doch auch in der Heilkunde kann er überzeugen und findet dort seit der Antike Verwendung.

Der Mondstein ist astrologisch dem Krebs zugeordnet, hat aber auch Anteile des Tierkreiszeichens Fische.

Mondsteine eignen sich auch gut zum Ansetzen von Edelsteinwasser. Allerdings gilt hier in besonderem Maße, was Sie beim Erwerb von Heilsteinen immer beherzigen sollten: Die verwendeten Steine sollten von bester Qualität sein und dürfen nicht gefärbt oder rekonstruiert sein. Auch sollten beim Trommeln keine anderweitigen Zusätze verwendet worden sein, zum Beispiel um eine glänzendere Oberfläche zu erreichen.

■ Heilwirkung und Indikation

Der Mondstein macht Sie empfänglich und öffnet die Seele der Welt. Sie können sich in Menschen und Situationen besser einfühlen. Dieses Mineral kann Ihre Wahrnehmungen verfeinern und Sie einen Blick hinter die Kulissen werfen lassen. Sie werden offener für die Botschaften höherer Welten, bis hin zu Hellsichtigkeit.

Träume werden in der Gegenwart des Mondsteins intensiver und Sie können sich besser an sie erinnern.

Auf der körperlichen Ebene aktiviert dieser Stein das dritte Auge, die Zirbeldrüse, und bewirkt so, dass Ihre körperlichen Zyklen noch besser auf die natürlichen Zyklen abgestimmt werden.

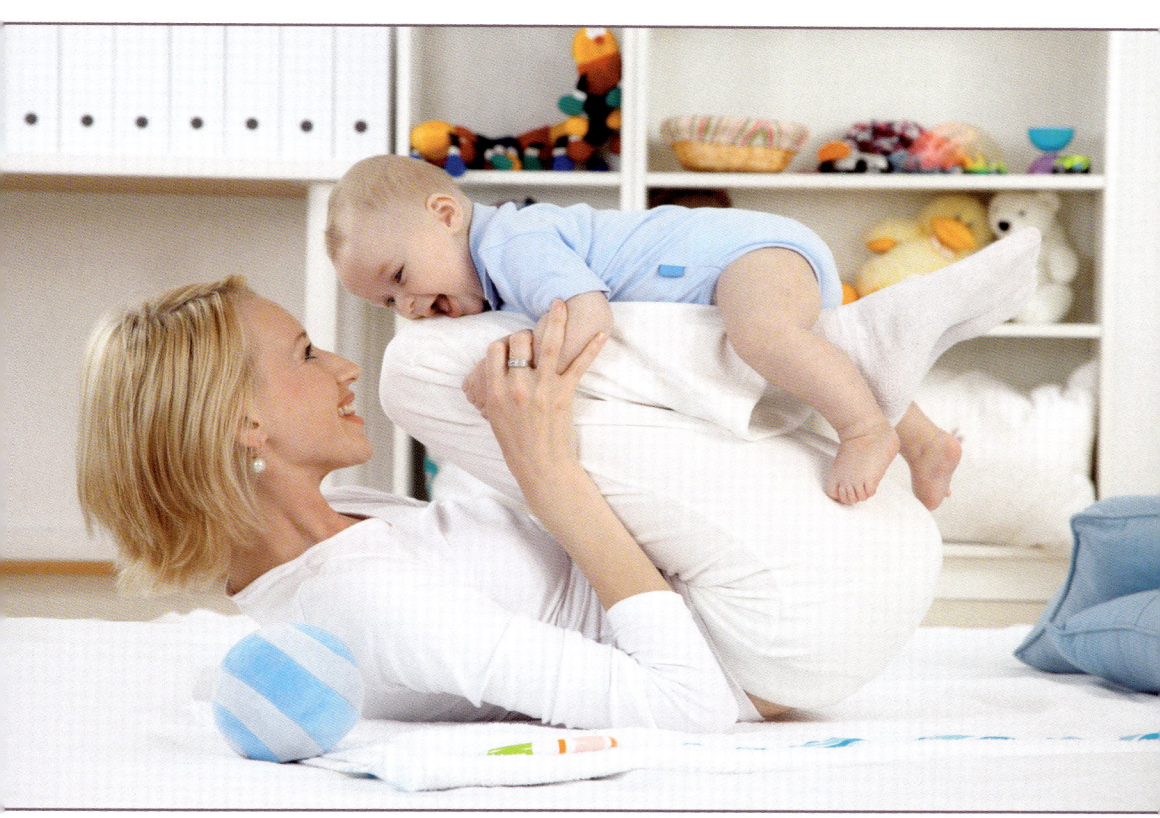

Besonders Frauen profitieren davon, denn der Mondstein unterstützt die Fruchtbarkeit, lindert Menstruationsbeschwerden und hilft bei hormonellen Umstellungsphasen wie im Klimakterium und nach der Geburt. Er wird auch bei hormonell bedingten Hauterkrankungen wie Akne angewendet.

■ So wenden Sie den Mondstein richtig an

Der Mondstein kann und sollte über längere Zeiträume getragen werden. Hilfreich ist, ihn auf Stirn, Herz und Unterleib zu legen. Zur Unterstützung des Traumgeschehens wird er einfach unters Kopfkissen gelegt.

Am besten reinigen Sie den Mondstein einmal wöchentlich unter fließendem Wasser und laden ihn in klaren Mondnächten im sanften Licht seines großen Ebenbildes auf.

Der Mookait – *Spaß und Abwechslung*

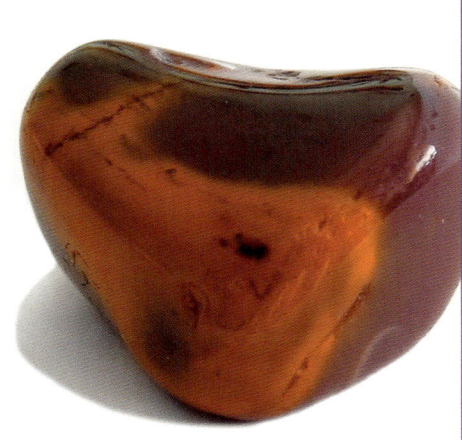

Der Mookait stammt aus Australien und sein Name leitet sich von mooka ab, was in der Sprache der Aborigines so viel wie „fließendes Wasser" bedeutet – ein Hinweis auf die Fundstelle an einem Bach in Westaustralien. Der Stein, der landläufig auch als australischer Jaspis bekannt ist, überrascht mit seiner wunderschönen Zeichnung aus ineinander verlaufenden cremefarbenen, pastellgelben und ziegelroten Bändern. In der australischen Überlieferung heißt er deshalb auch „das geronnene Blut der Erde". Dieses Aussehen machte ihn in kurzer Zeit zu einem beliebten Dekorstein, der mittlerweile in vielen Formen angeboten wird.

Aus astrologischer Sicht besitzt der Mookait sowohl Widder- als auch Stier-Anteile.

■ Heilwirkung und Indikation

Die Farbe Rot im Mookait steht für Durchsetzungskraft und Tatkraft, Gelb für Stabilität und Sammlung. Beides vereint dieser noch relativ junge Stein in sich und lässt Sie einen entsprechenden Ausgleich finden – je nachdem, was Sie gerade brauchen. Er lädt Sie zudem ein, neue Erfahrungen zu machen, und verspricht, dass Sie das Erlebte gut verarbeiten und sich nicht überfordern werden. Sie haben Spaß daran, Ihren Horizont zu erweitern und Ihre Persönlichkeit zu festigen.

Auf der körperlichen Ebene unterstützt der Mookait die Blutreinigung und aktiviert Leber und Milz. Er verbessert alle Vitalfunktionen des Körpers und stabilisiert das Immunsystem. Sie fühlen sich wieder gesund und kräftig. Er soll auch positive Effekte bei der Wundheilung zeigen, ist aber eher ein Stein, der die Gesundheit als Ganzes fördert.

■ So wenden Sie den Mookait richtig an

Empfehlenswert ist das längerfristige Tragen des Mookait auf der Haut, zum Beispiel als Kette oder als Anhänger. Das regelmäßige Auflegen des Steins sorgt für frische Energie. Auch als Meditationsgegenstand ist er sehr gut geeignet und schenkt Ihnen eine friedliche Stimmung. Eine Meditation in einem Steinkreis aus Mookait gilt als besonders stimulierend.

Der Mookait wird am besten wöchentlich unter fließendem Wasser gereinigt und in der Morgensonne aufgeladen.

Sanfte Massagen mit dem Mookait lassen die feine Energie dieses Steins in den ganzen Körper fließen. Mookaitwasser ist hingegen nicht empfehlenswert, da die Wirkung aufgrund der sehr unterschiedlichen Zusammensetzungsverhältnisse nicht berechenbar ist.

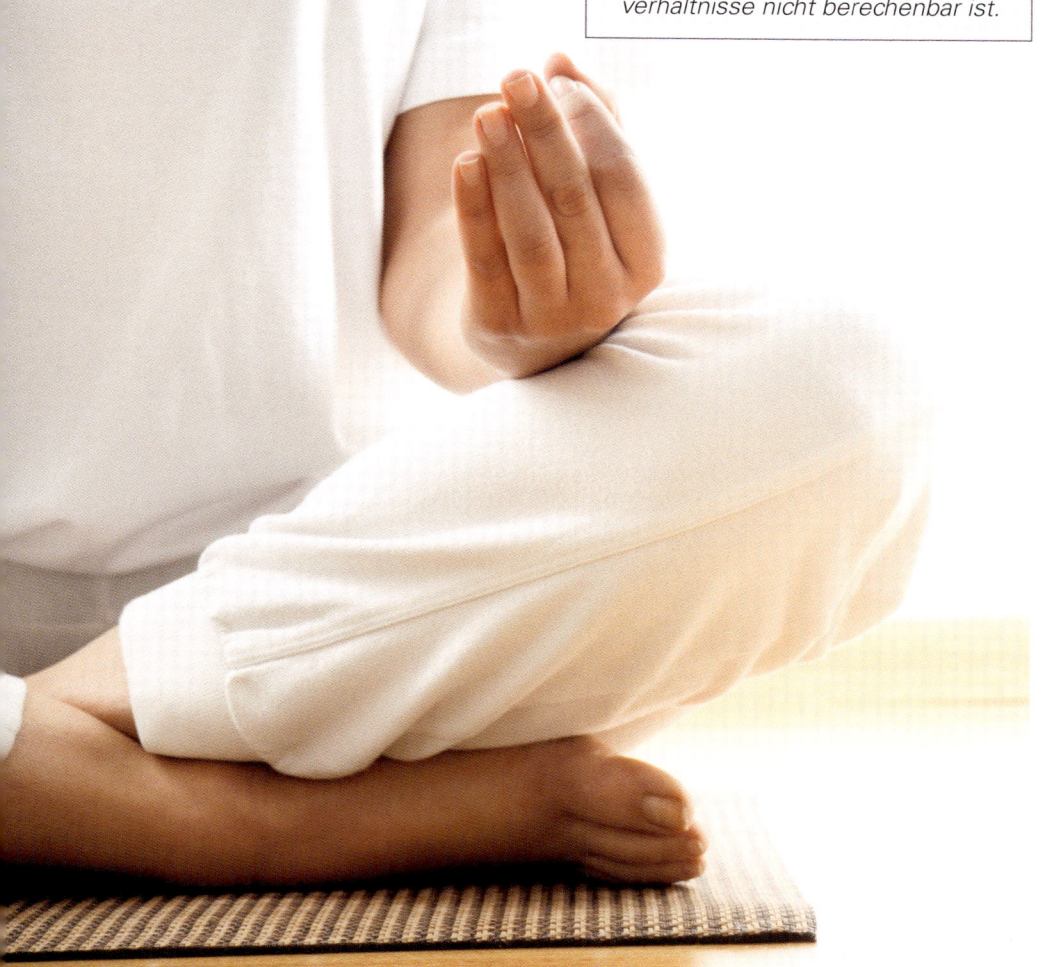

Der Nephrit – *Ausgleich und Balance*

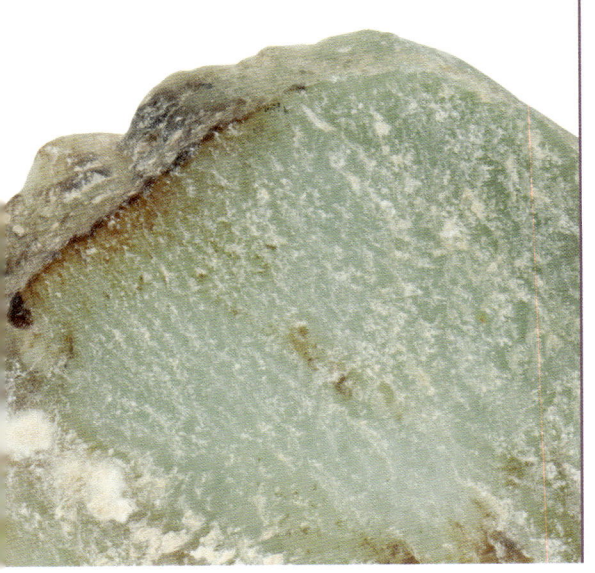

Als lapis nephriticus („Nierenstein") war ursprünglich der Jade bekannt. Er und der Nephrit sind sich sehr ähnlich und äußerlich kaum zu unterscheiden. Doch dank der Fortschritte in der Chemie wurde bald klar, dass es sich um zwei verschiedene Mineralien handelt. Der Nephrit ist lauchgrün, kann aber auch in weißen, geblichen und rötlichen Farbtönen vorkommen. Typisch ist eine fleckige oder streifige Zeichnung.

Aus astrologischer Sicht ist der Nephrit dem Tierkreiszeichen Waage zuzuordnen.

■ Heilwirkung und Indikation

Wer sich leicht unter Druck setzen lässt, wird von diesem Stein profitieren, denn er schützt vor Aggressionen und hilft, nicht die eigene Mitte zu verlieren, wenn man herausgefordert wird. Innere Spannungen werden gelöst und Sie können Stresssituationen besser bewältigen. Sie machen sich weniger Sorgen und fühlen sich ausgeglichener, selbst wenn es „hoch hergeht". Sie sind wieder entscheidungsfähig und wissen, was zu tun ist. Auch Ihre Kreativität kommt dank des Nephrit wieder in Fluss.

Auf der körperlichen Ebene unterstützt der Nephrit die Heilung bei Erkrankungen der Niere. Er stimuliert die Funktionen dieses Organs und unterstützt auf diese Weise Entgiftungs- und Entschlackungsprozesse. Er ist ein wichtiger Heilstein bei der Entsäuerung des Körpers. Nephrit regt zudem die Bildung weißer Blutkörperchen an und hat sich bei Blutarmut bewährt.

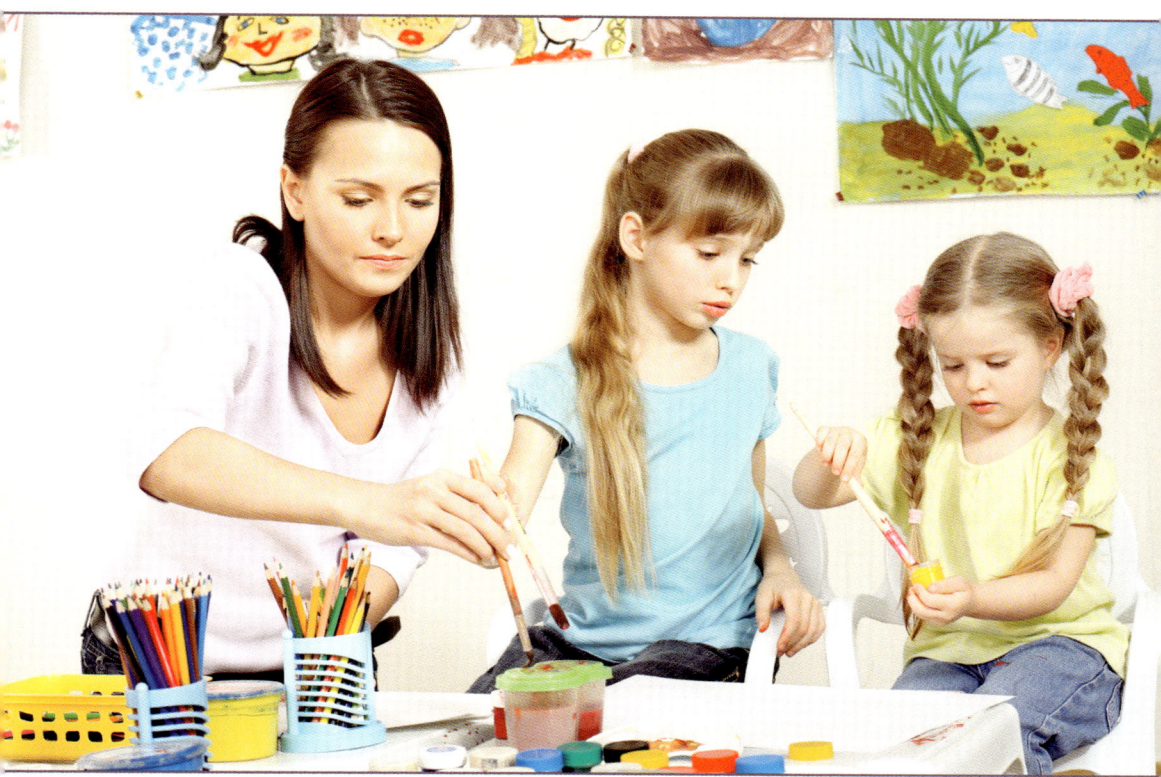

■ So wenden Sie den Nephrit richtig an

Empfohlen wird, den Nephrit über längere Zeit zu tragen, sei es als Kette oder Anhänger. Trommelsteine können in akuten Fällen direkt aufgelegt werden. Unterstützend wirkt auch das Trinken von Nephritwasser.

Die Reinigung sollte einmal wöchentlich unter fließendem Wasser erfolgen. Dem Nephrit tut es gut, wenn er in einer Bergkristallgruppe oder im Licht des Mondes aufgeladen wird.

> *Der Nephrit hilft vor allem bei Nierenleiden, also bei Nierensteinen oder Nierenentzündungen. Dabei hat es sich – neben dem Auflegen – als hilfreich erwiesen, den Stein den ganzen Tag in der Nähe der Niere zu tragen, zum Beispiel in der Gesäßtasche. Alternativ können Sie den Stein auch mit einem Pflaster in der Nierengegend aufkleben. Aber auch Blasenentzündungen, eine Reizblase und Inkontinenz sprechen gut auf Nephrit an.*

Der Obsidian – *Initiative und Antrieb*

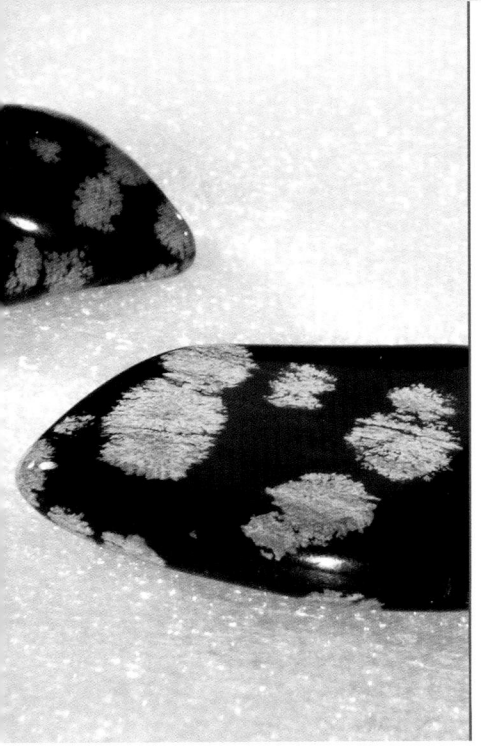

Der Obsidian ist ein schon den Griechen bekannter Heilstein. Im eigentlichen Sinne ist er kein Mineral, sondern ein Gestein. Er ist vulkanischen Ursprungs und kommt in den Farben Schwarz, Grau, Braun und seltener auch in Grün vor. Je nach Varietät besitzt er unterschiedliche Eigenschaften und wird unter verschiedenen Bezeichnungen geführt: Als schwarzer Obsidian ist er gleichmäßig gefärbt, als Seidenglanzobsidian enthält er feine Gasbläschen, die das einfallende Licht silbern oder golden reflektieren, als Rauchobsidian erscheint er grau-durchscheinend, beim Regenbogenobsidian sorgen fein verteilte Wasserbläschen für eine Streuung des Lichts in die Spektralfarben und der Schneeflockenobsidian weist weiße Strukturen auf, die an Schneeflocken, Wolken oder Blüten erinnern.

Astrologisch lassen sich Obsidiane dem Sternzeichen Skorpion zuordnen.

▦ Heilwirkung und Indikation

Obsidiane bringen das Verborgene ans Licht. Verdrängtes kann ins Bewusstsein dringen und so bearbeitet werden. Sie können sich von überholten seelischen und geistigen Mustern befreien und den Aufbruch in eine neue Phase Ihres Lebens wagen. Mit seiner Hilfe erkennen Sie, dass gerade dort, wo Sie nicht gern hinsehen, oftmals wertvolle Ressourcen für Ihre Entwicklung zu finden sind.

Auf körperlicher Ebene ist der Obsidian ein wirksamer Stein bei Traumatisierungen und Schockzuständen und gilt daher als „Erste-Hilfe-Stein" bei Unfällen. Daneben fördert er die Durchblutung und hilft bei kalten Händen und Füßen.

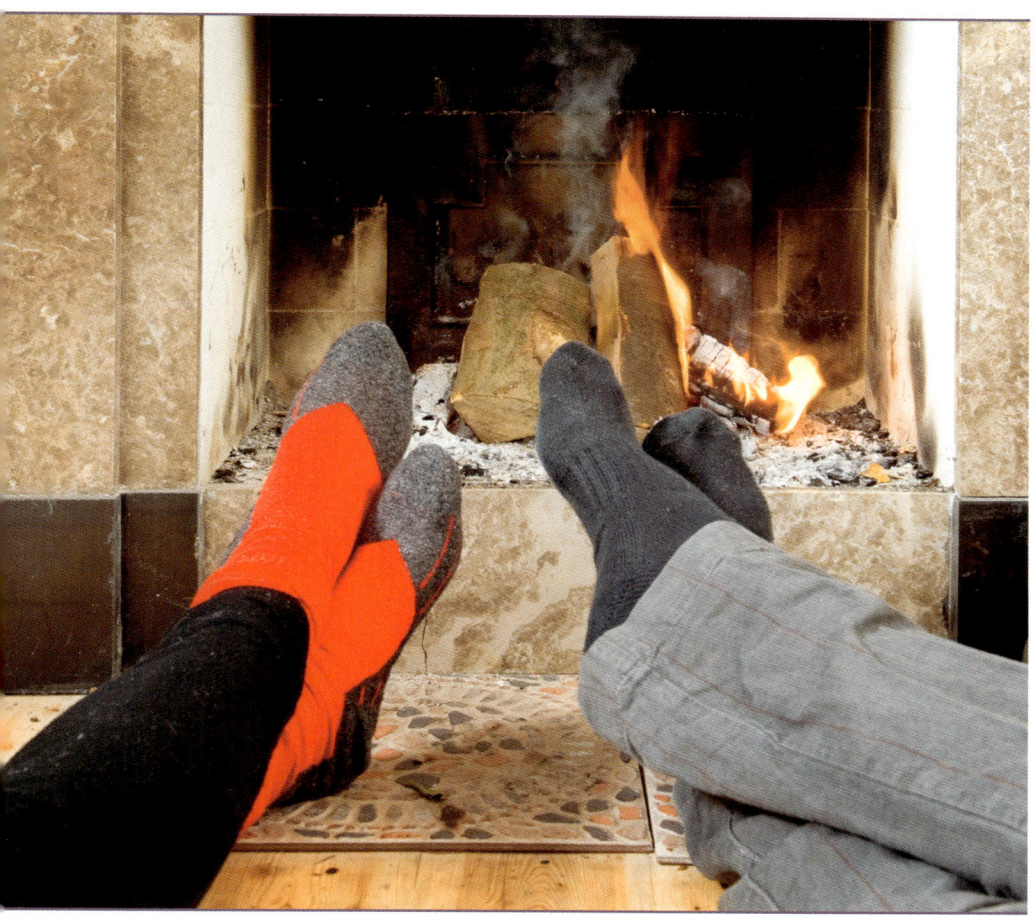

■ So wenden Sie den Obisdian richtig an

Das ruhige, kontemplative Betrachten des Obsidian bringt Sie schnell mit unbewussten Anteilen Ihrer Persönlichkeit in Verbindung. Wichtig: Wenden Sie Obsidiane auf der geistigen Ebene nur dann an, wenn Sie psychisch stabil sind. Hierfür sind besonders Seidenglanz- und Regenbogenobsidiane geeignet. Rauch-

und Schneeflockenobsidiane eignen sich hingegen besser für körperliche Arbeit und können zum Beispiel als Trommelsteine in der Hosentasche getragen oder als Kugel zur Massage verwendet werden.

Der Obsidian wird am besten im Licht der Morgensonne aufgeladen.

Der Onyx – *Selbstbewusstsein und Realitätssinn*

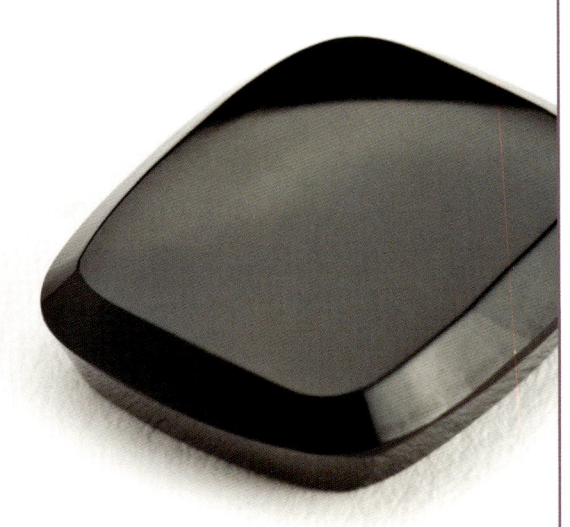

Das griechische Wort onyx bedeutet „Fingernagel", was wohl daher rührt, dass man den sogenannten gebänderten Quarzen, die wir heute als Achate bezeichnen, eine positive Wirkung auf Haut, Haare und Nägel zuschrieb. Heute gilt nur der schwarze Chalcedon als Onyx, der auch von weißen Bändern durchzogen sein kann. Er ist sehr selten und daher ein begehrter und wertvoller Stein. In der Antike galt der Onyx als Schutzstein gegen schwarze Magie.

Aus astrologischer Sicht ist der Onyx ein Stein des Steinbocks.

■ Heilwirkung und Indikation

Mit dem Onyx stärken Sie Ihr Selbstbewusstsein und Ihren Realitätssinn. Sie können sich besser gegen Manipulationsversuche und Beeinflussungen wehren. Der Onyx hilft Ihnen, Ihre Ziele im Auge zu behalten und konsequent auf deren Erfüllung hinzuarbeiten. Sie sind konzentriert und können gleichzeitig auf zusätzliche Möglichkeiten achten, die sich spontan ergeben, ohne sich ablenken zu lassen. Sie bleiben bei der Sache und können mit klarem Verstand erkennen, was gerade wichtig ist und was nicht.

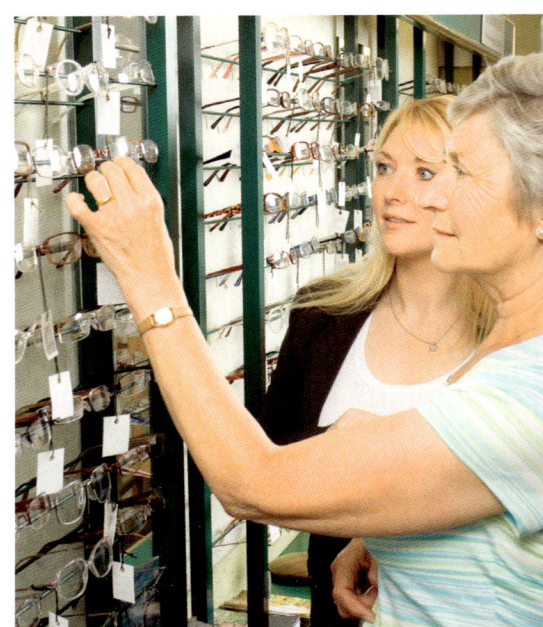

Auf der körperlichen Ebene verbessert der Onyx das Gehör und ist bei allen Erkrankungen des Innenohrs angezeigt – auch bei Tinnitus und einem Hörsturz. Störungen des Gleichgewichtssinns werden ausgeglichen. Zudem wird er erfolgreich bei Augenleiden und Sehschwäche eingesetzt und verbessert darüber hinaus die Durchblutung.

■ So wenden Sie den Onyx richtig an

Zu depressiven Stimmungen neigende Menschen sollten den Onyx eher meiden. Er zeigt seine besten Eigenschaften vor allem bei Personen, die zu unbekümmert leben und dadurch Nachteile erleiden. Da er nur sehr langsam wirkt, sollten Sie den Onyx über einen längeren Zeitraum kontinuierlich tragen, am besten mit direktem Körperkontakt (zum Beispiel als Anhänger).

Reinigen Sie den Onyx einmal pro Woche unter fließendem Wasser. Er wird am besten im Mondlicht aufgeladen. In der Meditation erfordert der Onyx einiges an Erfahrung, da er in ein schwarzes Loch führen kann. Ungeübte Meditierende sollten daher Vorsicht walten lassen und ihn stets zusammen mit einem Bergkristall oder einem anderen Farbstein anwenden, um seine Schwingungen abzumildern.

Der sogenannte Onyx-Marmor, in der weißen Farbe auch weißer Onyx genannt, ist weder ein Onyx noch Marmor, sondern eine Varietät des Aragonit. Er wird aufgrund seiner schönen Musterungen und seiner Lichtdurchlässigkeit seit Jahrhunderten im Kunsthandwerk verwendet. Als Heilstein wirkt der Onyx-Marmor vor allen Dingen auf der seelisch-geistigen Ebene. Er lindert Stress und unterstützt dabei, Ruhe zu bewahren, wenn es wieder einmal drunter und drüber geht. Im Wohnbereich aufgestellt verbreitet er das Gefühl von angenehmer Gelassenheit und Gelöstheit. Auf der körperlichen Ebene soll er bei Beschwerden von Leber und 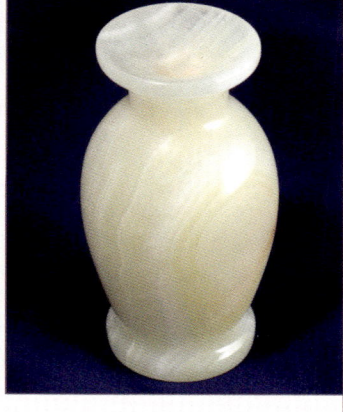 *Galle sowie bei Problemen mit den Bandscheiben, Gelenken und Menisken helfen. Darüber hinaus ist er sehr gut als Meditationsstein geeignet. Von der Verwendung in Heilsteinwasser wird dagegen abgeraten, da auch Schwermetalle im Marmor-Onyx vorkommen. Achtung: Der Onyx-Marmor ist ein recht empfindlicher Stein und muss sehr vorsichtig behandelt werden.*

Der Opal – *Kontakt und Geselligkeit*

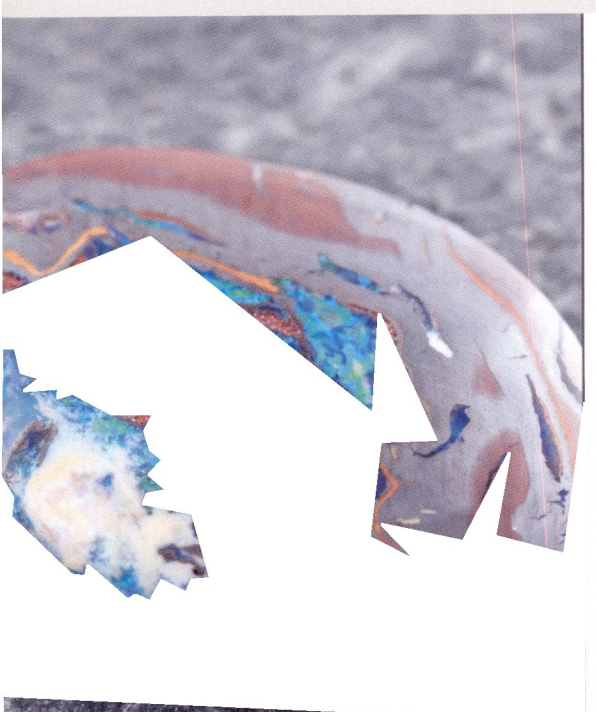

Das altindische Wort upala für „Edelstein" stand Pate für den Namen dieses seit Menschengedenken verehrten Schmuck- und Heilsteins. Der Opal ist ein Stein von schier endloser Vielfalt und der Legende nach hat er von den Göttern das Beste von allen Steinsorten bekommen. In ihm ist die ganze Pracht der Natur eingefangen, vom Feuer und den Blitzen bis hin zu dem weichen Schimmern des Meeres. Besonders wertvoll sind die durchscheinenden Edelopale mit intensivem Farbspiel (opalisierende Opale).

Astrologisch finden sich im Opal alle Zeichen wieder, doch dominieren die Entsprechungen für Feuerzeichen, vor allem für das des Löwen.

■ Heilwirkung und Indikation

Die Heilwirkung deckt ebenfalls ein breites Spektrum ab und kann deshalb hier nur in groben Zügen dargestellt werden: Opale bringen ganz allgemein mehr Lebensfreude ins Spiel. Sie lassen Sie die Leichtigkeit des Seins spüren und helfen Ihnen dabei, gelassener in die Zukunft zu blicken und mehr auf Ihre Möglichkeiten zu achten. Sie machen Sie offener für Impulse aus der Umwelt und empfänglicher für Inspirationen und Ideen, die Ihr Leben bereichern könnten. Im zwischenmenschlichen Bereich fühlen Sie sich von anderen Menschen angezogen und können das Gute in ihnen sehen.

Auf der körperlichen Ebene bringt der Opal Bewegung in den Organismus. Er hilft bei der Verdünnung des Blutes und mangelnder Tränenflüssigkeit.

Bei Entzündungen des Dickdarms und der Magenschleimhaut hat er sich ebenso bewährt wie bei trockenem Husten und Halsschmerzen. Opale entlasten die Niere und wirken sexueller Unlust entgegen.

Benötigen Sie für eine vor Ihnen liegende Aufgabe einen Energieschub, legen Sie einen Feueropal an. Allerdings sollten Sie diesen nicht zu lange tragen, da sonst die Gefahr besteht, dass Sie sich verausgaben.

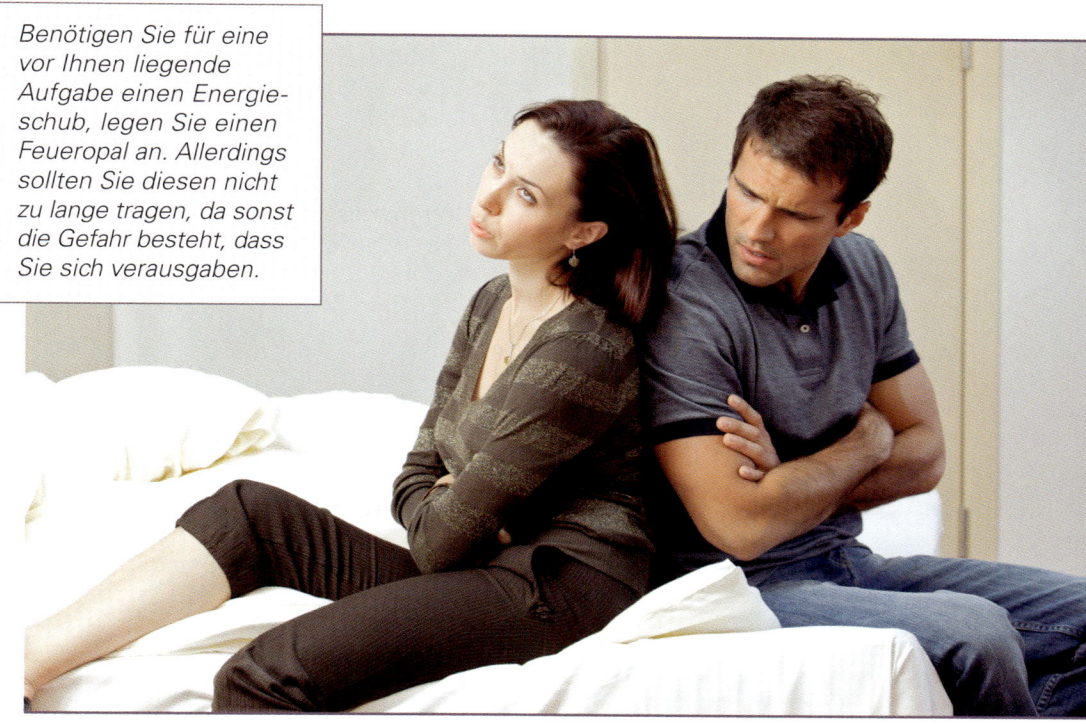

■ So wenden Sie den Opal richtig an

Opale werden als Trommelsteine einfach auf die betreffenden Körperstellen gelegt, Edelopale besonders in der Herzgegend. Auch als Schmuck um den Hals oder das Handgelenk getragen entfalten Opale ihre Wirkungen. Opalwasser kann getrunken oder auch auf die Haut gerieben werden. Meditationen in einem Opalkreis hellen die Stimmung auf und vertreiben Kummer und Sorgen. Sie können den Opal problemlos über längere Zeit tragen, lediglich bei Unkonzentriertheit sollten Sie ihn meiden.

Der Opal wird am besten im Mondlicht aufgeladen.

Der Pyrit – *Reflexion und Selbsterkenntnis*

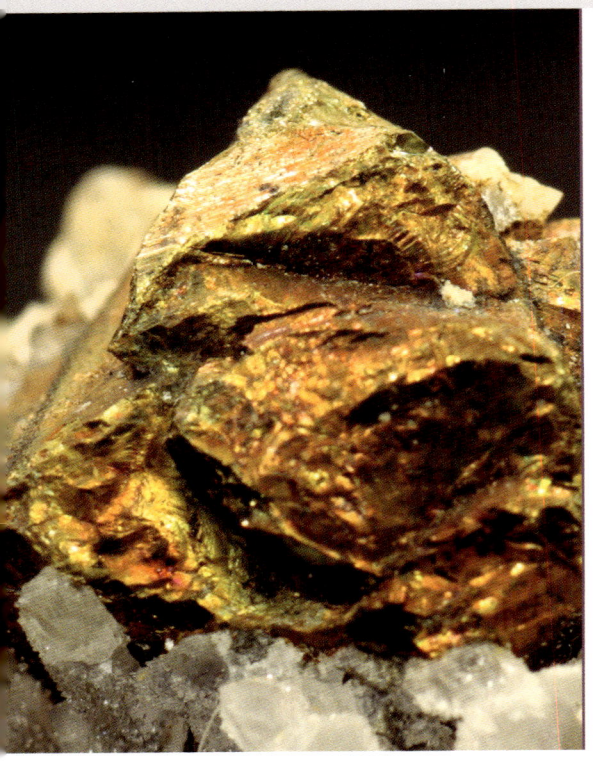

Pyrit bedeutet „Feuerstein" – und genau dazu wird er seit dem Altertum verwendet, zum Schlagen von Funken für das Feuermachen. Typisch für den Pyrit ist der messingfarbene, goldene Metallglanz, der nicht selten an der Oberfläche bunt schillernde Anlauffarben zeigt. Er bildet oft kantige Formen aus, ist als Würfel oder Oktaeder erhältlich, aber auch in komplexeren Figuren. Eine Besonderheit sind die Pyrit-Sonnen, scheibenförmige Pyrite mit einem Strahlenkranz. Seine Ähnlichkeit mit Gold verleitete einige Alchemisten des Mittelalters zu der Annahme, in ihm sei das Geheimnis der Goldgewinnung verborgen.

Aus astrologischer Sicht ist dem Pyrit das Zeichen Skorpion zugeordnet.

■ Heilwirkung und Indikation

Der Pyrit ist ein Stein des Lichts, das in die Finsternis fällt. Er erhellt die verborgenen Seiten Ihrer Seele, und zwar genau dort, wo Sie nicht so gern hinsehen. Vor seinem Glanz kann kein Geheimnis bestehen und Sie müssen in seiner Gegenwart der Wahrheit unverblümt ins Gesicht sehen. Zugleich hilft er Ihnen, zu erkennen, wer und was Sie wirklich sind. Pyrit lässt nicht locker, daher ist er Menschen, die

ohnehin zum Grübeln neigen, weniger zu empfehlen. Doch wer sich selbst gern aus dem Weg geht, der wird in

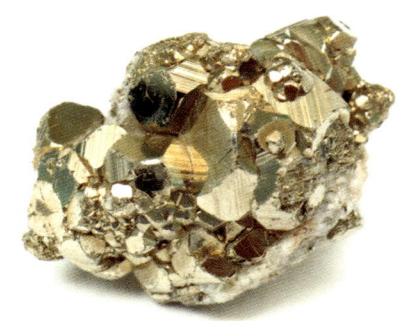

diesem Stein seinen Meister finden. So kann er zum Beispiel bei der Rauchentwöhnung unterstützen.

Auf der körperlichen Ebene hilft der Pyrit ganz allgemein, die Hintergründe von Krankheiten zu beleuchten.

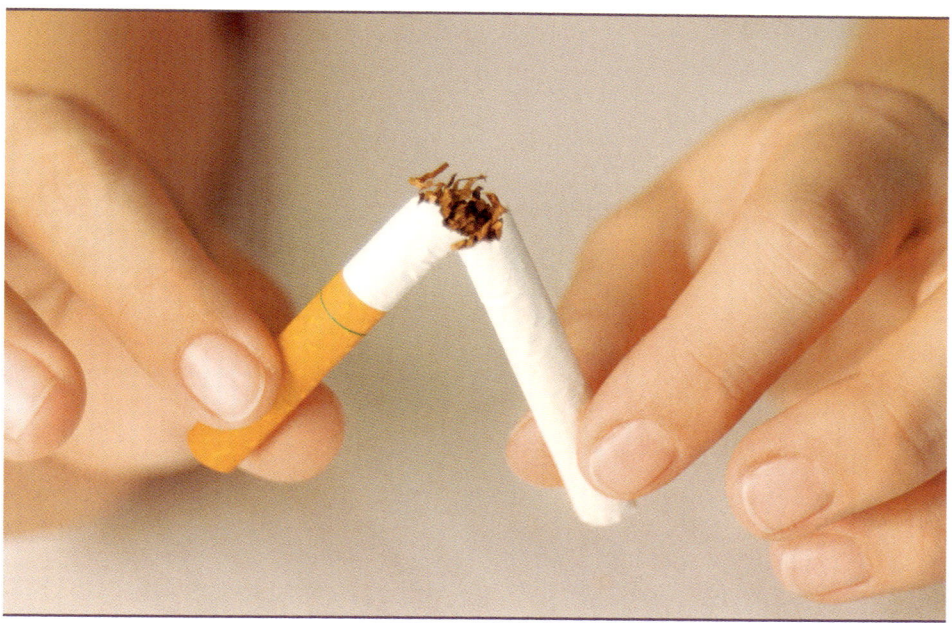

■ So wenden Sie den Pyrit richtig an

Der Pyrit sollte nur für kurze Zeit aufgelegt und nicht zu lange getragen werden – einerseits weil er Eisensulfid an die Haut abgibt, das bei einigen Menschen Reizungen auslösen kann, andererseits weil er auf Dauer unflexibel macht. Zur Meditation ist vor allen Dingen die Pyrit-Sonne geeignet, die Ihnen neben Ihren Schwächen auch die positiven Seiten Ihrer Persönlichkeit vor Augen führt.

Aufgrund seiner metallischen Eigenschaften hat der Pyrit eine leitende und reinigende Funktion auf den Körper. Er löst Blockaden auf und nimmt Ängste. Als Kette getragen wirkt er zudem Stress, Unruhe und Erschöpfungszuständen entgegen.

Der Pyrit wird am besten wöchentlich über Nacht im Eisfach gereinigt und im Licht der Morgensonne aufgeladen.

Der Rosenquarz – *Einfühlungsvermögen und Empfindsamkeit*

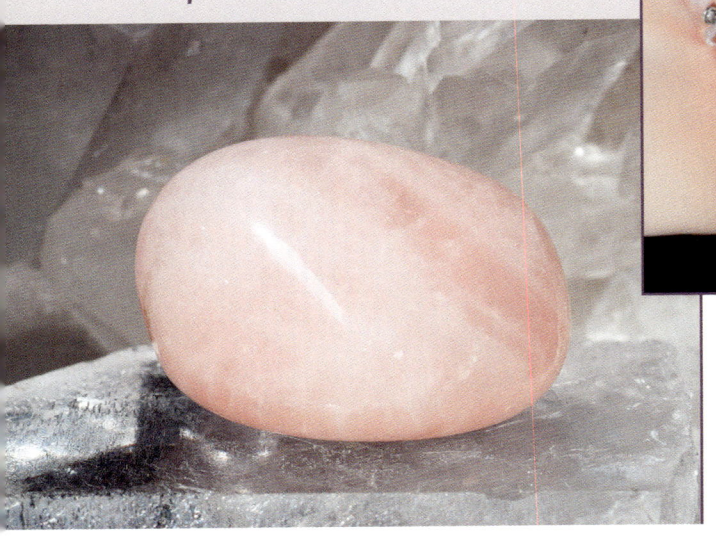

Der Rosenquarz ist einer der bekanntesten Heilsteine und wird seit der Antike als Stein der Liebe verehrt. Sein Name leitet sich von seiner charakteristischen Farbe ab, die von Blassrosa bis zu einem intensiven Rosarot reicht und an zarte Rosen oder das Morgenrot erinnert. Selten ist der Rosenquarz transparent, aber trotz seines kompakten, fettglänzenden Gesteins lässt er das Licht durchscheinen und ist in der Regel von hellen Rissen durchzogen. Doch Vorsicht: Nur weiße oder bräunliche Risse sind natürlich. Rote Risse weisen auf künstliche Farbnachbesserung hin.

Astrologisch ist der Rosenquarz ein Stein der Waage, weil er für Harmonie im Miteinander sorgt.

■ Heilwirkung und Indikation

Der Rosenquarz ist der Stein des Herzens. Er macht empfindsam, fördert das Einfühlungsvermögen und lässt Sie leichter auf andere Menschen zugehen. Auch steigert er die Liebesfähigkeit und erleichtert es Ihnen, sich selbst und andere anzunehmen. In Beziehungen stärkt seine Gegenwart ein harmonisches Zusammenleben, Misstrauen, Angst und Groll lösen sich auf.

In Bezug auf den Körper kräftigt er das Herz und regt die Durchblutung an. Bei sexuellen Schwierigkeiten kann er ebenfalls unterstützen und er soll sich sogar förderlich auf die Fruchtbarkeit bei Frauen auswirken.

■ So wenden Sie den Rosenquarz richtig an

Große Rosenquarze können zum Schutz gegen Strahlungen in geschlossenen Räumen aufgestellt werden, zum Beispiel in der Nähe Ihres Computers. Die sehr dekorativen Steine schmücken aber auch jedes Schlafzimmer. Rosenquarze können Sie bedenkenlos dauerhaft tragen. Die Massage mit Rosenquarzsteinen und Rosenquarzwasser hat sich bei Problemhaut bewährt. Legen Sie Rosenquarze vor allem auf das Herzchakra auf.

Trotz ihres sanften Aussehens sind Rosenquarze sehr starke Steine und sollten entsprechend häufig gereinigt werden: ein- bis zweimal im Monat unter fließendem, handwarmem Wasser. Dieser Stein wird am besten im Mondlicht aufgeladen.

> *Als Kette getragen, für die er auch in vielen fantasievollen Formen als Anhänger angeboten wird, hilft der Rosenquarz bei Liebeskummer und öffnet das Herz für eine neue Liebe. Auch bei häufigem Beziehungsstreit und Scheidungen wirkt er sich positiv aus und fördert die Bereitschaft, zu vergeben!*

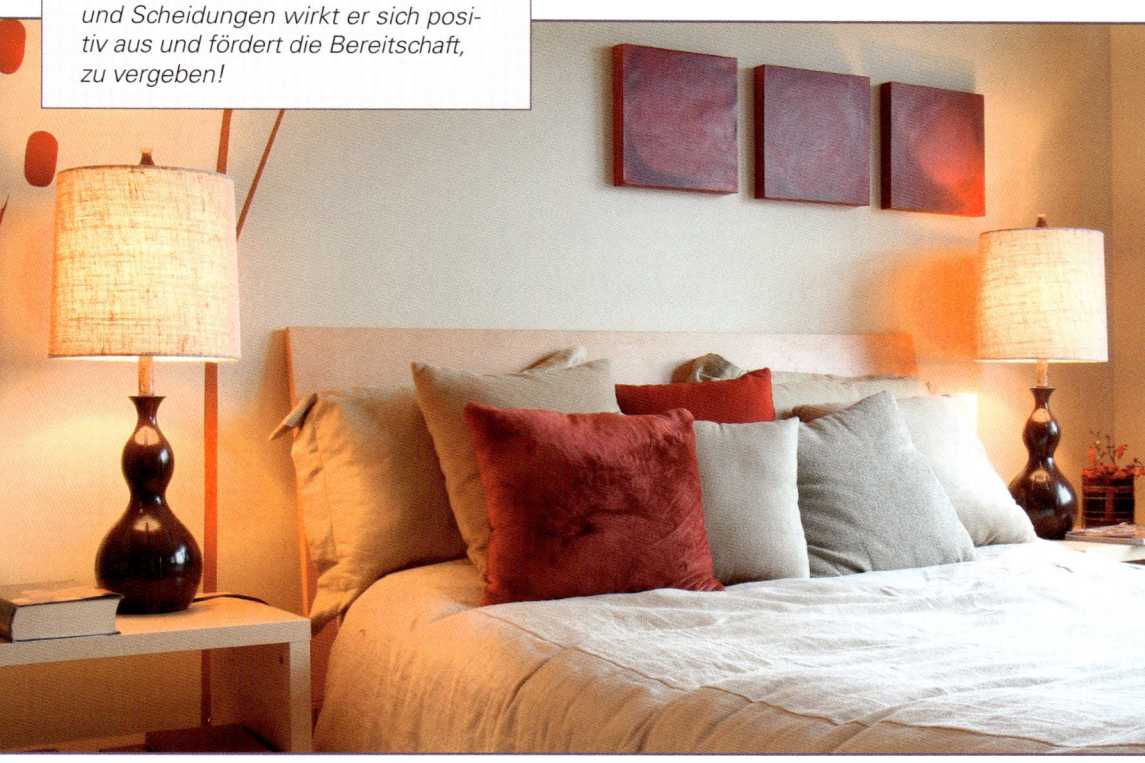

Der Rubin – *Leidenschaft und Lebensfreude*

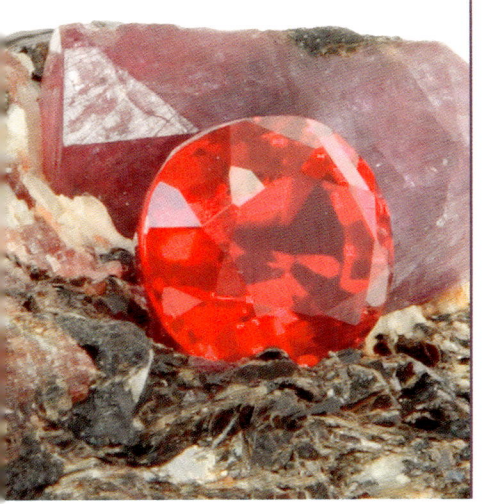

Die Bezeichnung Rubin bedeutet nichts anderes als „der Rote". Und so variiert dann auch die Farbe dieses in vielen Kulturen seit Jahrtausenden als „Blut der Erde" verehrten und als Edelstein begehrten Minerals von Rosa über Rot bis hin zu dem wertvollen Violettrot, auch Taubenblutrot genannt. So beliebt er ist, so zahlreich sind die Fälschungen und Imitate. Deshalb sollten Sie eine gemmologische Prüfung in Erwägung ziehen, wenn Sie sich einen Rubin in der teuren Edelsteinqualität zulegen möchten. Rubine verkörpern seit jeher die Kraft der Liebe und sind daher ein schönes Zeichen der Zuneigung.

Astrologisch wird der Rubin den Tierkreiszeichen Widder und Löwe zugeordnet.

■ Heilwirkung und Indikation

Der Rubin ist der Stein der Lebensfreude. Er bringt Liebe, Lust, Leidenschaft und Kraft ins Spiel. Wer einen Rubin trägt, dem schenkt dieser Stein Mut und Tapferkeit. Trauer und Melancholie werden hingweggefegt und Energie wird freigesetzt. Sie fühlen sich motiviert, schöpferisch tätig zu werden und Ihr Leben selbst in die Hand zu nehmen. Sie werden sich selbst wieder wichtig und trauen sich, Ihre Ansprüche gegen alle Widrigkeiten anzumelden und durchzusetzen.

Auf der körperlichen Ebene ist Rubin wirksam bei Infektionen aller Art. Er unterstützt das Immunsystem und regt den Kreislauf an. Insgesamt wirkt er erwärmend auf den gesamten Organismus und hilft, ein gesundes Verhältnis zur eigenen Sexualität zu entwickeln.

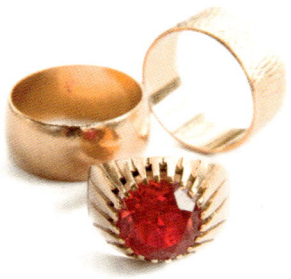

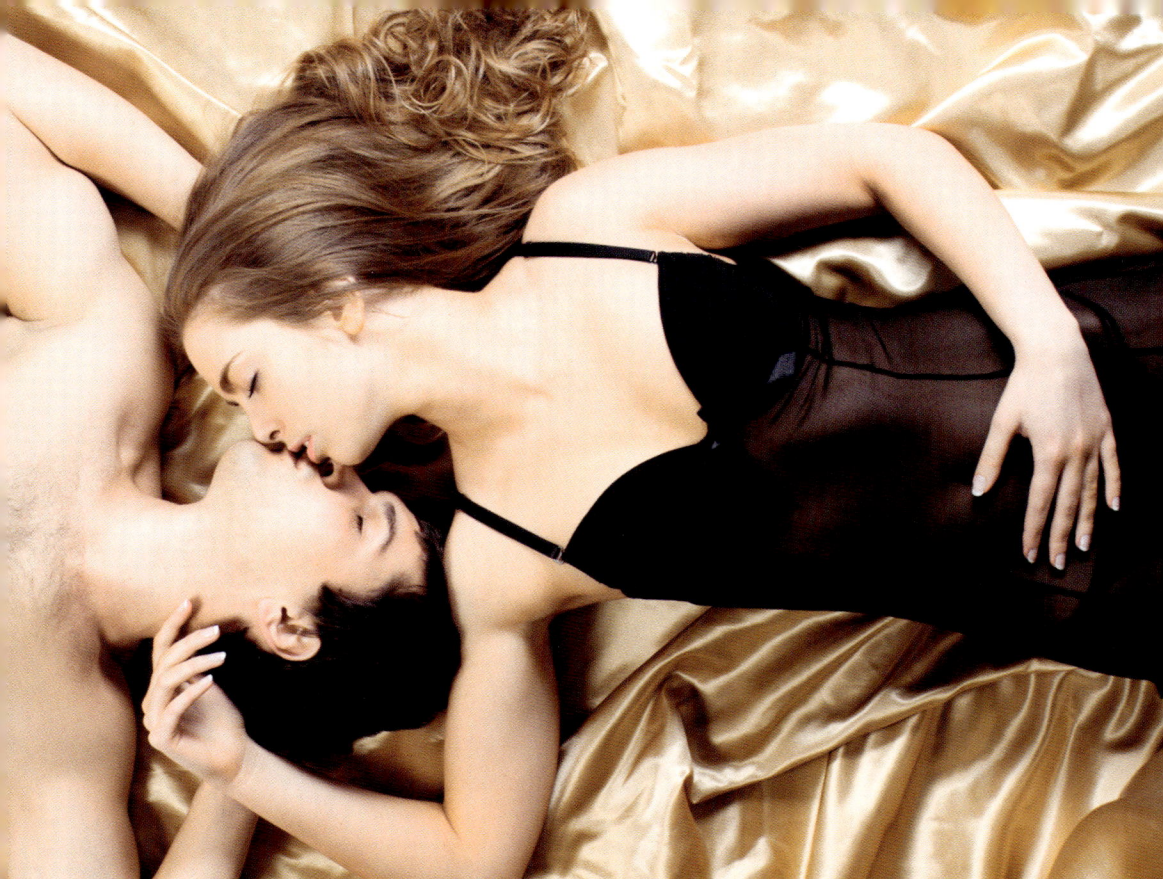

■ So wenden Sie den Rubin richtig an

Sie können den Rubin circa sechs Stunden als Kette oder Anhänger bei direktem Hautkontakt tragen. Danach sollte er erfahrungsgemäß wieder abgelegt werden, da er den Organismus sonst überreizen kann. In Gold gefasst verstärkt sich seine Wirkung. Ein besonders positives Ergebnis wird erzielt, wenn Sie ihn in der Gegend des Basis-Chakras aufgelegen. Da der Rubin ein sehr eigenwilliger und starker Heilstein ist, sollte er nicht mit anderen Heilsteinen kombiniert werden. Rohsteine eignen sich besonders gut zur Meditation.

Der Rubin sollte einmal in der Woche unter fließendem Wasser gereinigt werden. Er lädt sich auch in der Mittagssonne gut auf, verliert die Energie aber schnell wieder, besser ist die Morgensonne.

Der Rutilquarz – *Hoffnung und Erleichterung*

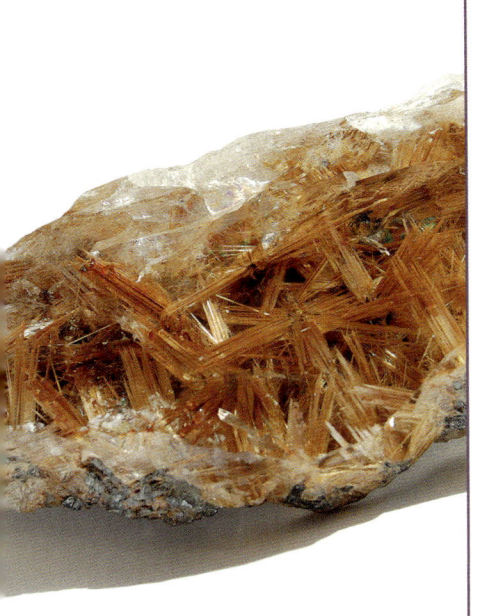

Unter Rutilquarz versteht man einen Bergkristall, Rauchquarz oder Citrin, in den goldene bis kupferrote Rutilfasern eingeschlossen sind. Das rötliche Rutil – von lateinisch rutilus („rötlich") – ist ein an sich eigenständiges Mineral, das im Laufe seiner Entstehung von Quarzen umhüllt wurde und nun wie in Stein eingeschlossenes feines Haar erscheint. Das hat dem Rutilquarz auch den Namen Haarstein oder Engels- beziehungsweise Venushaar eingebracht. Besonders begehrt, aber sehr selten sind strahlenförmige Einschlüsse, sogenannte Rutilsterne. In der Mehrzahl aber liegen die „Haare" wild durcheinander und bilden ein bizarres Muster.

Astrologisch wird dem Rutilquarz das Tierkreiszeichen Wassermann zugeordnet.

■ Heilwirkung und Indikation

Der Rutilquarz ist der Stein der Visionen. Er macht Ihnen bewusst, dass Sie jederzeit Ihr Leben neu ausrichten können und es nie zu spät ist, umzukehren. Er schenkt Ihnen die Zuversicht, dass Sie die Zukunft meistern können, und vertreibt negative Gedanken und depressive Stimmungen. Gleichzeitig regt er Sie an, nach Unabhängigkeit zu streben. Der Rutilquarz gilt zudem als Stein der Wahrheit. Wer ihn trägt, soll vor Betrug geschützt sein.

Auf der körperlichen Ebene stimuliert er die Sexualität, weil er Anspannungen löst und für die nötige Lockerheit sorgt. Auch beklemmende Gefühle im Brustbereich und Probleme mit den Atemwegen, zum Beispiel bei Asthma oder Bronchitis, werden durch den Rutilquarz gelindert.

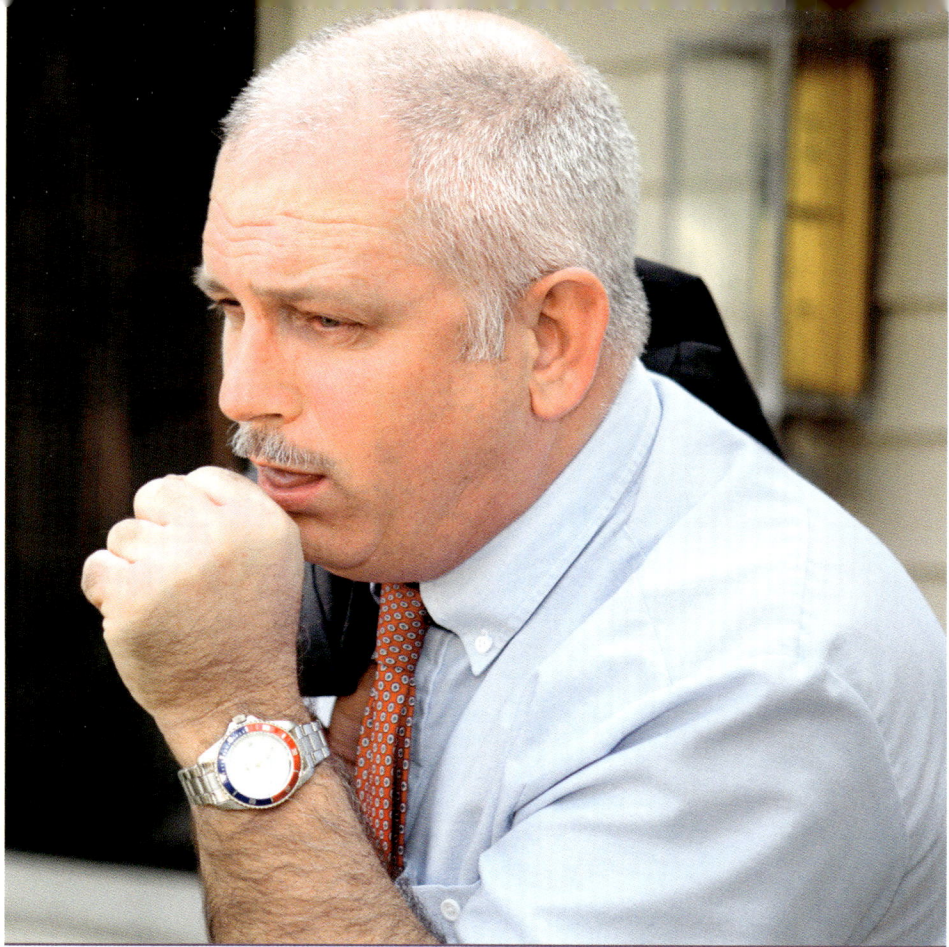

■ So wenden Sie den Rutilquarz richtig an

Die klaren Rutilquarze sind vor allem für Meditationen geeignet. Für andere Heilzwecke können aber auch gut Steine von trüberer Qualität verwendet werden. Insbesondere das Auflegen in der Gegend des Herz- und des Solarplexus-Chakras hat sich bewährt. Rutilquarz ist ein beliebter Schmuckstein und lädt dazu ein, als Anhänger sichtbar getragen zu werden. Als Trommelstein in der

Hosentasche macht er sich ebenfalls nützlich. Edelsteinwasser aus Rutilquarz ist hingegen nicht zu empfehlen.

Die Reinigung sollte wöchentlich unter fließendem Wasser erfolgen. Zur Entladung legen Sie den Rutilquarz am besten in ein Bett aus Hämatitsteinchen. Zum Aufladen eignet sich besonders das Licht der Morgensonne.

Der Saphir – *Geisteskraft und Scharfsinn*

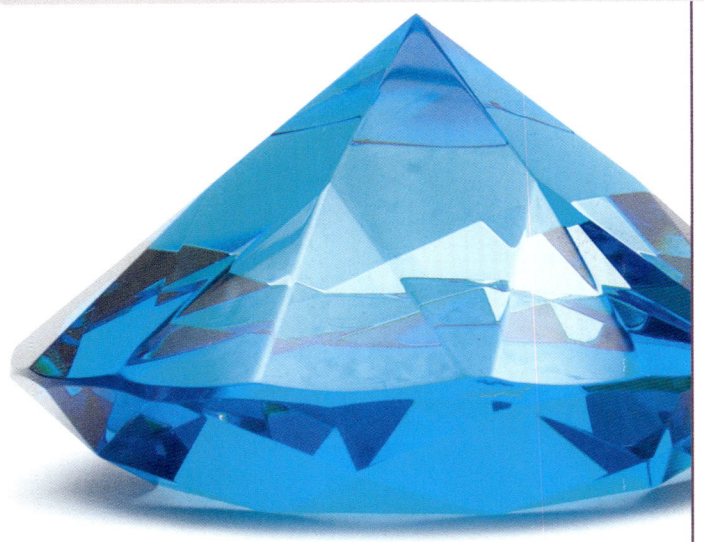

Dieser seit Jahrtausenden verwendete, in vielen Farbvarianten – von Farblos über Rosa, Blau, Grün bis Violett und Schwarz – vorkommende Schmuck- und Heilstein hat seinen Namen wahrscheinlich aus dem Sanskrit-Wort sanipriyam („Liebling des Saturn"). Aber auch eine Herleitung aus dem babylonischen sipru für „ritzend" ist denkbar. Beides passt zu ihm: Zum einen verkörpert er die besten Seiten des astrologischen Saturnprinzips, zum anderen ist er so hart, dass er bis auf den Diamanten alle anderen Materialien ritzen kann. Wie bei vielen berühmten Edelsteinen ist man auch beim Saphir vor Fälschungen und Imitationen nicht sicher. Wer hier investieren möchte, sollte sich vor allem bei den teuren Qualitäten gemmologisch beraten lassen.

Astrologisch entspricht der Saphir dem Zeichen des Saturn, also dem Steinbock.

■ Heilwirkung und Indikation

Der Saphir ist der Stein der Konzentration. Er bündelt unsere Aufmerksamkeit auf unsere Ziele und sorgt dafür, dass wir uns nicht von einem einmal eingeschlagenen Weg abbringen lassen. Dank seiner hohen Geisteskraft ist er der ideale Stein für Arbeit und Lernen. Zugleich lässt er Sie genau hinsehen und fördert die Fähigkeit zur Selbstkritik, indem er Sie aus Fehlern lernen und diese als Chance begreifen lässt, Ihre Persönlichkeitsentwicklung voranzutreiben. Wo Sie zuvor noch Trugbildern und

Illusionen aufgesessen sind, schärft er Ihren Blick und lässt Sie die Welt so sehen, wie sie wirklich ist. Bei den alten Ägyptern galt der Saphir als Stein der Treue, der das Zusammengehörigkeitsgefühl in Beziehungen stärkt.

Auf der Körperebene ist der Saphir als schmerzlindernder Stein bekannt. Er wirkt beruhigend und lässt Sie besser schlafen. Seine größte Wirksamkeit entfaltet er aber bei Erkrankungen des Nervensystems.

■ So wenden Sie den Saphir richtig an

Saphire sind wunderschöne Schmucksteine und können als Kette oder Anhänger – mit oder ohne Fassung – getragen werden. Auch das Auflegen oder Aufkleben auf betroffene Körperstellen hat sich bewährt, insbesondere auf den Bauch oder die Stirn.

Das Edelsteinwasser kann getrunken oder als Badezusatz verwendet werden. Unters Kopfkissen gelegt sorgt der Saphir für erholsamen Schlaf.

Dieser Stein wird am besten im Licht der Morgensonne aufgeladen.

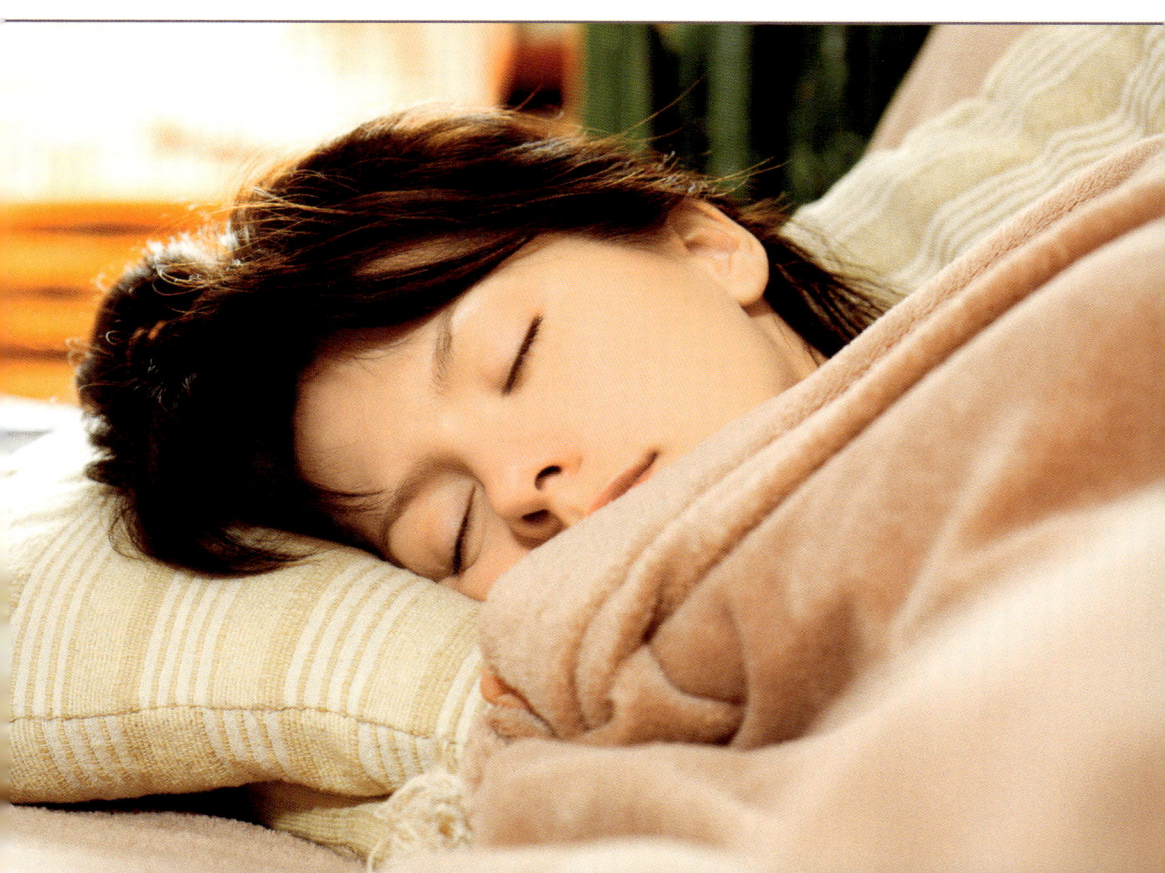

Der Serpentin – *Schutz und Selbstbestimmung*

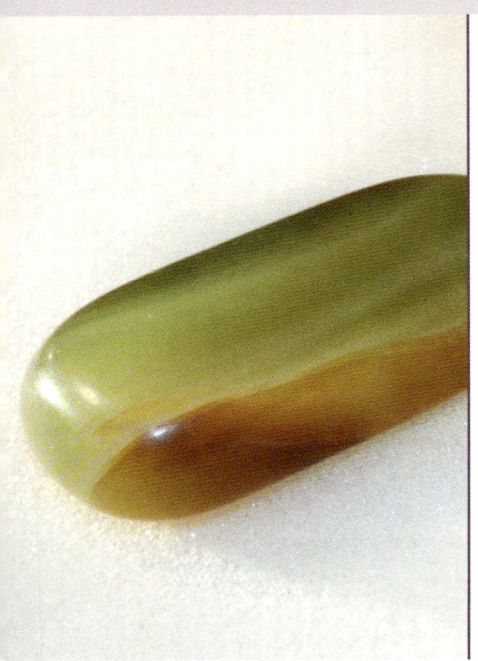

Der Name dieses Steins leitet sich vom lateinischen serpentinus ab – der „Schlangenhafte". Das hat einerseits mit seinem Aussehen zu tun, das an die Haut von Schlangen erinnert, andererseits glaubte man noch im Mittelalter daran, dass er gegen Schlangengift eingesetzt werden könne. In Form und Farbe ist der Serpentin sehr vielfältig und wird entsprechend unter verschiedenen Bezeichnungen geführt: als gelbgrüner Antigorit, als grünschwarzer Tauerngrün, als silbergrüner Chrysotil, als olivsilbernes Silberauge oder als seltener durchsichtiger Edelserpentin. Vielfach ersetzt der grüne Stein Jade.

Seine astrologischen Entsprechungen findet der Serpentin in den beiden von der Venus regierten Sternzeichen Stier und Waage.

■ Heilwirkung und Indikation

Der Serpentin hilft Ihnen, sich abzugrenzen. Sie fühlen sich nicht mehr so schnell angegriffen und erkennen leichter, in welchen Fällen es sich lohnt, sich zur Wehr zu setzen und wann es reine Energieverschwendung wäre. Wo Sie früher Streit gesucht haben, spüren Sie jetzt das Bedürfnis, auf einer freundlichen, aber bestimmten Ebene zu einem Ergebnis zu kommen. Sie argumentieren aus Ihrem inneren Gleichgewicht heraus und reagieren nicht mehr sofort auf Provokationen.

Körperlich ist der Serpentin ein hervorragender Stein zur Unterstützung von Therapien gegen Übersäuerung. Er lindert Nieren- und Magenprobleme und löst Krämpfe. Bei Herzrhythmusstörungen hat er sich ebenfalls als heilsam herausgestellt.

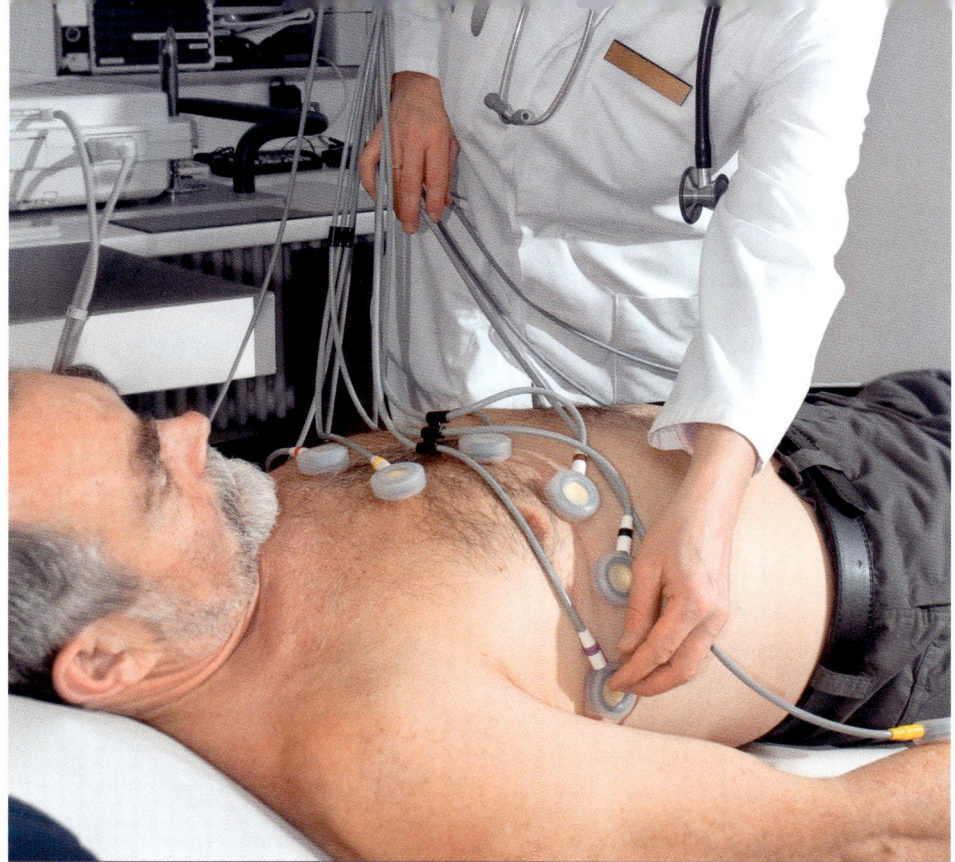

■ So wenden Sie den Serpentin richtig an

Der Serpentin kann gut auf der Haut getragen werden, selbst über längere Zeiträume. Entsprechend eignet er sich auch sehr gut zum Auflegen auf die betroffenen Stellen. Mit ihm hergestelltes Edelsteinwasser ist hingegen nicht zu empfehlen, da er Chrom und Spuren von Schwermetallen enthält.

Am besten entladen Sie den Serpentin in Hämatitsteinchen und laden ihn anschließend in der Morgensonne

Der Serpentin gilt bei diversen Völkern seit Jahrtausenden als Schutzstein gegen das Böse, Krankheiten und schwarze Magie. Das gilt auch in Bezug auf die Partnerschaft: Im gemeinsamen Schlafzimmer sorgt der Serpentin für ein harmonisches, aber lebendiges Miteinander.

wieder auf. Einmal in der Woche sollte der Stein unter fließendem Wasser gereinigt werden.

Der Smaragd – *Orientierung und Sinnfindung*

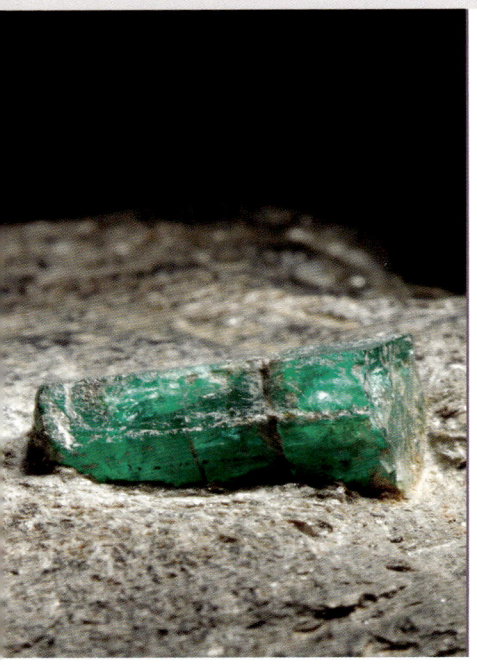

Der grüne Smaragd gehört zu den verheißungsvollsten Edelsteinen. Woher sein Name genau stammt, verliert sich in den Tiefen der Zeit. Die Griechen und Römer stellten den Smaragd mit dem Diamanten gleich und sahen ihn als Botschafter der Natur. Daneben galt er als Stein der Liebe und Treue sowohl in Liebesbeziehungen als auch in Freundschaften. Leider muss auch hier vor Fälschungen gewarnt werden. Im Umlauf sind unter anderem gefärbte Achate, Fälschungen aus Glas und synthetische Steine. Wer sich einen Smaragd zulegen will, sollte daher eine gemmologische Prüfung in Erwägung ziehen.

Der Smaragd, so heißt es, ist ein Stein der Göttin der Liebe, Venus. Entsprechend wird er astrologisch dem Sternzeichen Waage zugeordnet.

◼ Heilwirkung und Indikation

Die Haupttugenden des Smaragd sind sein Sinn für Schönheit und Harmonie. Er ist ein Stein des Ausgleichs und der Gerechtigkeit. Wer ihn trägt, versteht, wie die Menschen miteinander in Verbindung stehen und wie sehr sie sich trotz aller Unterschiede gleichen. Sie fühlen sich mit Ihren Mitmenschen verbunden und verstehen deren Motive und Sehnsüchte besser. In Lebenskrisen gibt der Smaragd Halt und Orientierung. Sie erkennen, worum es in dieser Existenz wirklich geht, und bekommen eine Ahnung, was der Sinn Ihres Lebens ist.

Als Beryll ist der Smaragd auf der körperlichen Ebene ein Heilstein für Fehlsichtigkeit. Zudem lindert er Erkrankungen der Atemwege und hilft bei der Entgiftung und Entsäuerung des Körpers. Als Stein der römischen Göttin Venus soll er zudem die Jugend erhalten.

■ So wenden Sie den Smaragd richtig an

Der kostbare Smaragd sollte offen getragen werden und die Haut dabei berühren, sei es als Kette oder An-hänger. Sie können ihn auch auf die betroffenen Stellen aufgelegen, wo-bei die Wirkung meist sehr schnell eintritt. Das Auflegen auf die ge-schlossenen Lider setzt heilende Impulse in den Augen frei. Entzünd-liche Prozesse an den Gelenken wie Rheuma werden durch das Trinken von Smaragdwasser gelindert. Das meditative Betrachten des Steins ver-bindet Sie mit seiner seelischen Heil-kraft ebenso wie das Auflegen auf die Stirn in Höhe des dritten Auges.

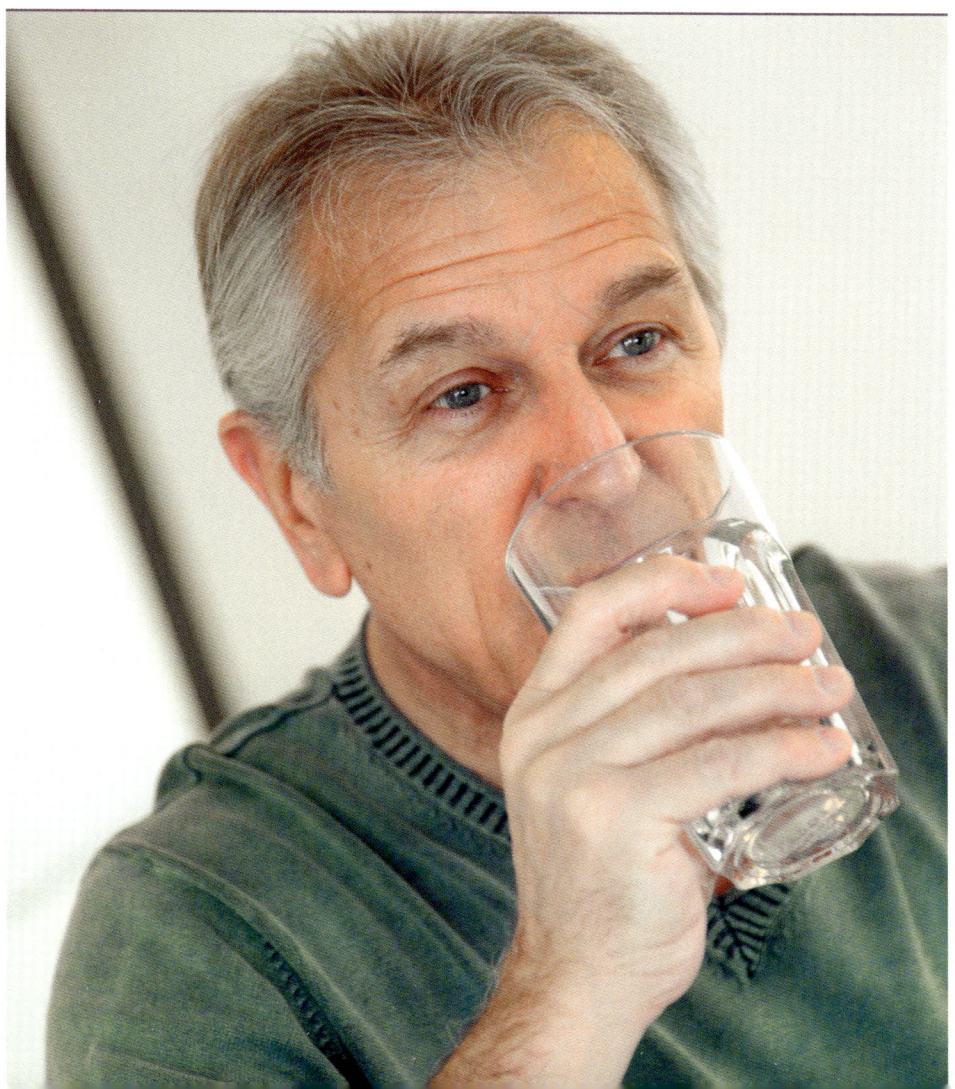

Der Sodalith – *Idealismus und Wahrheitssuche*

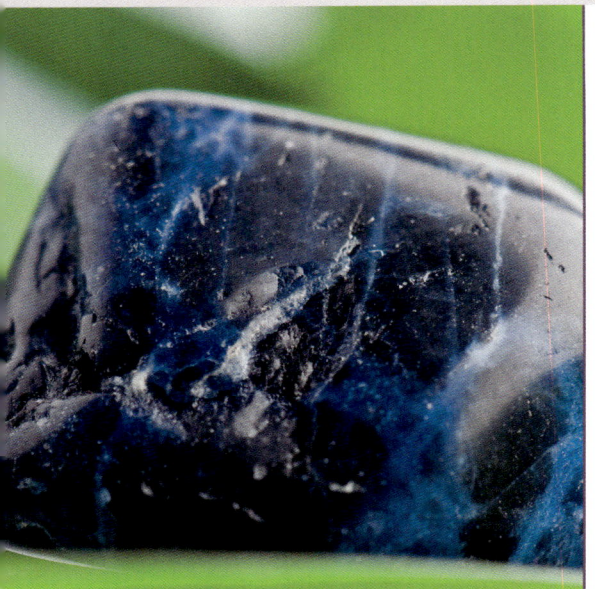

Der Natriumgehalt dieses Steins, englisch sodium, stand Pate für seinen Namen. Je nach Qualität erscheint der Sodalith farblos über blaugrau bis dunkelblau und indigofarben. Dabei gilt: Je dunkler die Farbe, umso wertvoller. Sehr selten wird auch roter Sodalith gefunden. Typisch ist die weiße Äderung des Steins. Einige Autoren sehen im Sodalith den Stein der musischen Künste.

Astrologisch entspricht der Sodalith dem Sternzeichen Schütze mit Anteilen vom Steinbock.

■ Heilwirkung und Indikation

Der Sodalith steht für das Streben nach Wahrheit. Er ist der Stein der Ideale und des Wunschs, über sich selbst hinauszuwachsen. Er hilft Ihnen, sich selbst nicht nur als begrenztes Wesen zu sehen, sondern Ihr Augenmerk auf die Möglichkeiten zu richten, die sich Ihnen tagtäglich bieten. Auf diese Weise unterstützt er Sie dabei, Ihr Entwicklungspotenzial voll auszuschöpfen. Gefühlsblockaden und Schuldgefühle, die Sie bisher zurückgehalten haben, schmelzen dahin. Sie verfolgen Ihre Ziele und bleiben sich dabei treu.

Auf der Ebene des Körpers empfiehlt sich der Einsatz von Sodalith bei Halsbeschwerden und bei Erkrankungen des Kehlkopfs sowie der Stimmbänder. Sodalith schenkt bei Heiserkeit die Stimme wieder. Er ist ein kühlender Stein und kann Fieber, aber auch zu hohen Blutdruck senken.

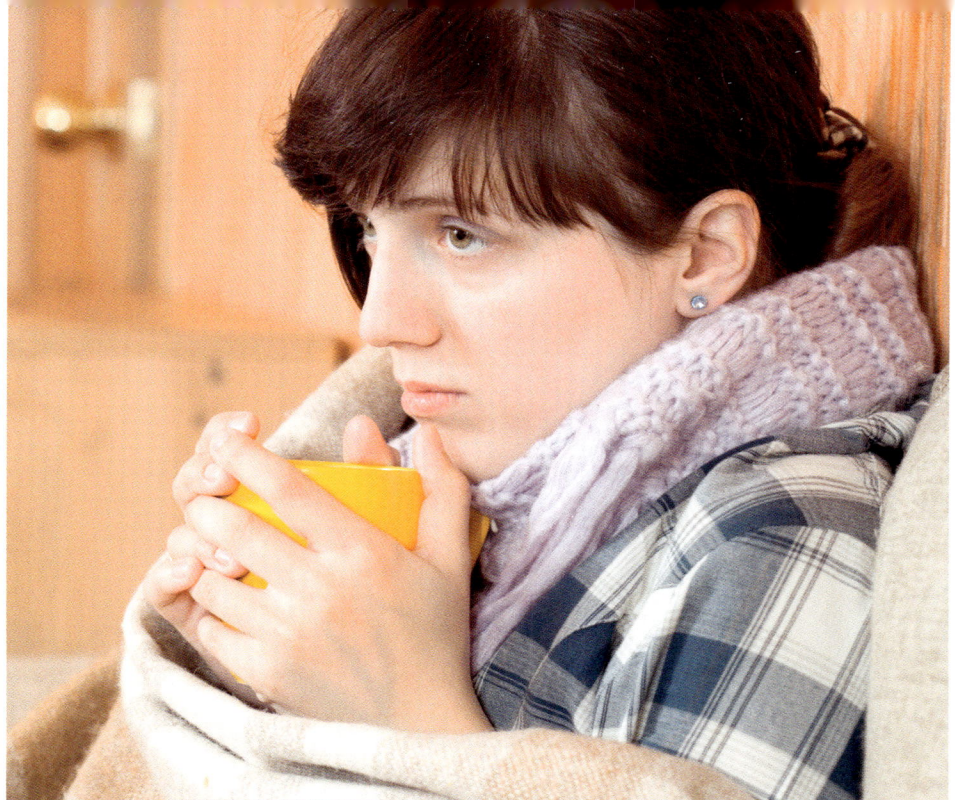

■ So wenden Sie den Sodalith richtig an

Der Sodalith kann problemlos über längere Zeit getragen werden, besonders in der Halsgegend kann er seine Wirkung gut entfalten, zum Beispiel als Anhänger oder als Kette. Die Einnahme von Sodalithwasser ist hingegen nicht zu empfehlen – ganz im Gegensatz zu seinem Einsatz bei der Meditation. Das Meditieren in einem Sodalith-Kreis macht Sie offen für die Begegnung mit der Wahrheit. Auf das Stirnchakra gelegt verschafft er Ihnen wichtige Erkenntnisse über Ihre Rolle in der Welt.

Bei Bedarf können Sie den Sodalith auch auf betroffene Körperstellen legen. Eine sanfte Massage mit diesem Stein hat sich ebenfalls bewährt, um seine Wirkung zu unterstützen.

Einmal in der Woche sollte der Sodalith unter fließendem Wasser gereinigt werden. Optimalerweise wird er mit Hämatitsteinchen entladen und in der Morgensonne oder neben Bergkristallen wieder aufgeladen.

Der Sugilith – *Kompromisslosigkeit und Konsequenz*

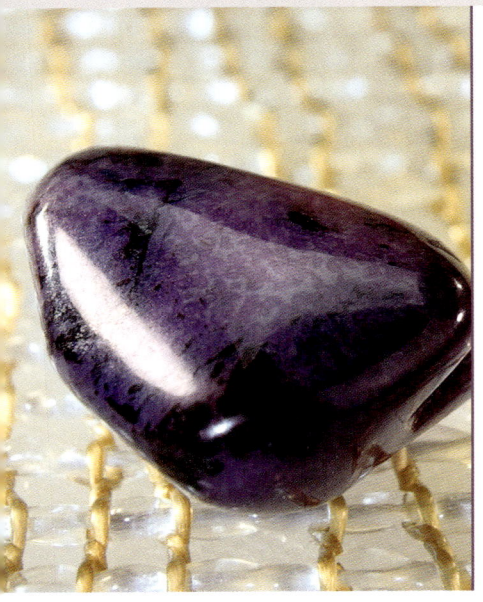

Der Sugilith wurde nach seinem Entdecker benannt, dem japanischen Mineralogen Sugi. Die Farben dieses mittlerweile sehr beliebten Schmucksteins reichen von Rosa bis zu einem tiefen Violett. Oft finden sich zudem weiße, graue oder schwarze Bänder und Sprenkel. Seine intensive Farbe machte ihn schnell zu einem in esoterischen Kreisen sehr geschätzten Stein. Aber auch als Heilstein hat er sich mittlerweile einen festen Platz erobert. Er gilt als der Stein des Neuen Zeitalters und wird deshalb auch New-Age-Stein genannt.

Seiner Wirkung nach wird der Sugilith astrologisch dem Prinzip des Skorpion zugeordnet.

■ Heilwirkung und Indikation

Der Sugilith ist ein Gegner aller Ängste, seien sie objektiv betrachtet auch noch so unbegründet. Er hilft Ihnen, die wahren Ursachen Ihrer Ängste zu erkennen und sich diesen zu stellen. Festgefahrene Routinen, die Sie immer wieder um sich selbst kreisen lassen und Sie zu einem Gefangenen Ihrer Gewohnheiten werden lassen, werden deutlich und können aktiv gelöst werden. Sie setzen sich zudem aktiv damit auseinander, wo Sie Macht ausüben und wo Sie Opfer von Macht geworden sind. Dabei bringt der Sodalith auch Unangenehmes ans

Tageslicht, schenkt Ihnen aber zugleich die Kraft, es zu ertragen und Konsequenzen daraus zu ziehen. Auf diese Weise überwinden Sie sich selbst und können unbelasteter in die Zukunft blicken.

Auf der körperlichen Ebene balanciert der Sugilith das Nervensystem aus und wirkt positiv auf alle Funktionen des Gehirns. Man sagt, er habe auch positive Effekte bei Epilepsie. In jedem Fall ist er zur Linderung selbst starker Schmerzen das Mittel der ersten Wahl.

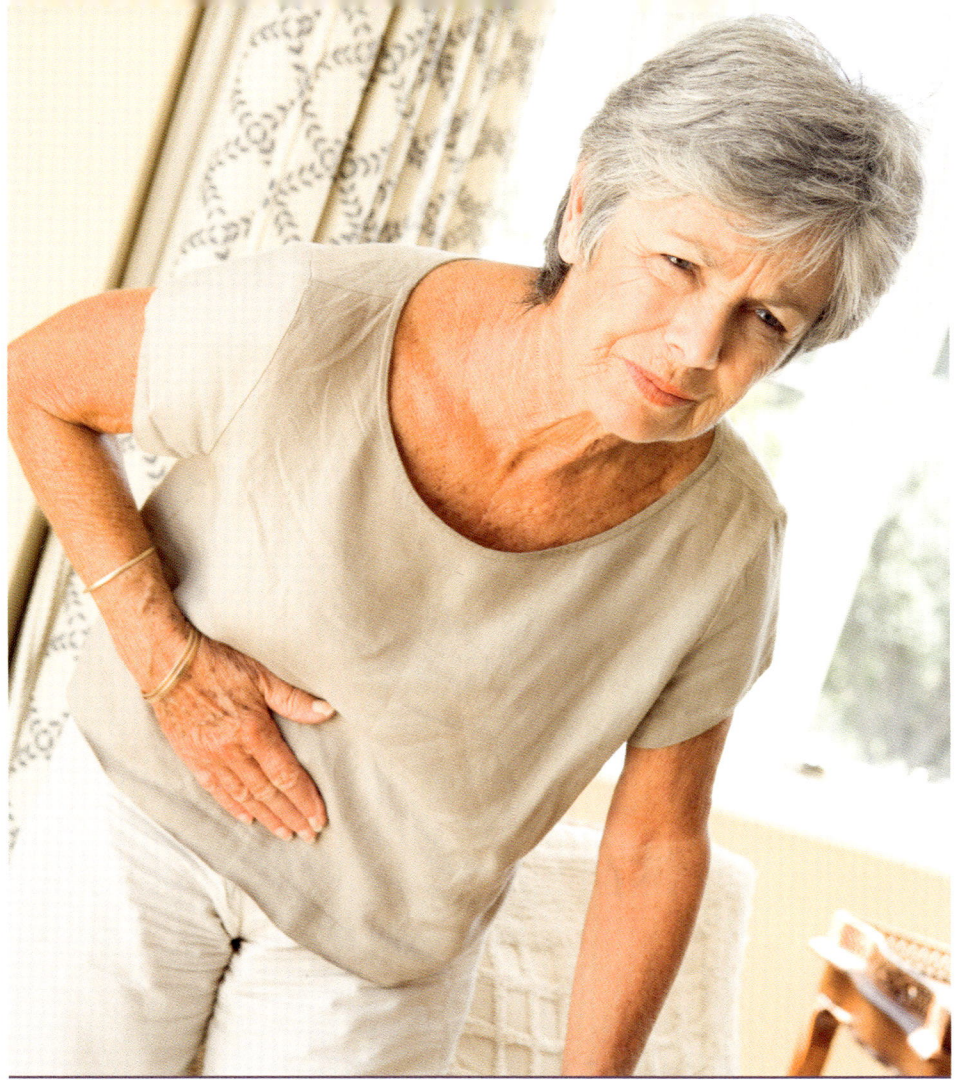

■ So wenden Sie den Sugilith richtig an

Der Sugilith kann bedenkenlos auf der Haut getragen werden, auch über einen längeren Zeitraum. Bei Schmerzen legen oder kleben Sie ihn direkt auf die betroffene Körperregion. Er ist ein hervorragender Schutzstein für sensible Menschen. Gehören Sie dazu, sollten Sie regelmäßig über dem Sugilith meditieren und ihn wenigstens als Trommelstein immer griffbereit haben.

Reinigen Sie Ihren Sugilith einmal in der Woche unter fließendem Wasser. Dieser Stein wird am besten im Mondlicht aufgeladen.

Das Tigerauge – *Entschlossenheit und Lebenskraft*

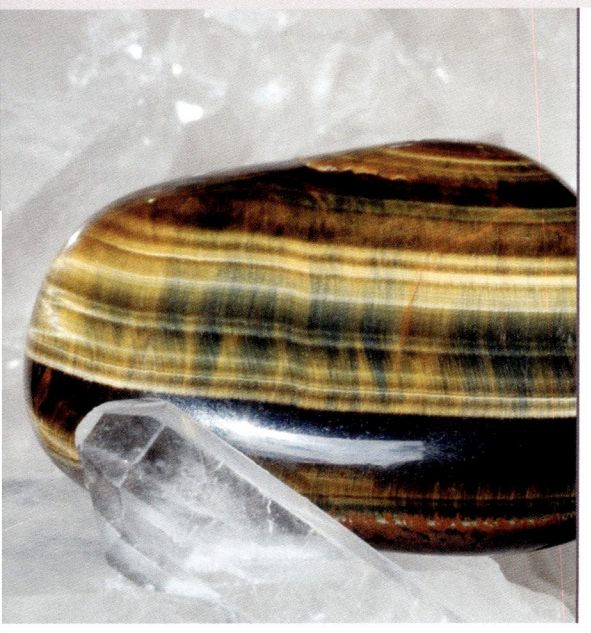

Wie das Auge eines Tigers funkelt dieser Stein, wenn er den richtigen Schliff bekommt. Er schillert goldgelb bis braun und glänzt wie Seide. Wenn man ihn im Sonnenlicht dreht, scheint er zu blinzeln. Rote Steine, sogenannte Ochsenaugen, sind Fälschungen, die durch das Brennen des Tigerauges entstehen, das zwar auch ein rötliches Braun erreicht, niemals aber reine Rottöne entwickelt. In der Steinheilkunde wird hauptsächlich der Trommelstein verwendet.

Aus astrologischer Sicht ist das Tigerauge dem Sternzeichen Steinbock zuzurechnen.

■ Heilwirkung und Indikation

Genau wie das Auge des Tigers selbst bei größter Dunkelheit gut sieht, hilft Ihnen auch der Stein in chaotischen Zeiten, den Durch- und Überblick zu bewahren. Er bewerkstelligt dies, indem er Ihnen eine gesunde Distanz zum äußeren Geschehen verschafft. Sie fühlen sich nicht so schnell in etwas hineingezogen, sondern nehmen sich die Zeit, gründlich zu prüfen, worauf Sie Ihre Energie verwenden wollen. Zweifel verstummen angesichts dieses Heilsteins. Sie erkennen, was zu tun ist und welches der nächste Schritt sein muss, um Ihr Vorhaben gelingen zu lassen.

Auf der Ebene des Körpers reguliert das Tigerauge den Energiefluss des Körpers und bremst ihn ab. Jede Form von Überreaktion und Überreizung wird so kompensiert. Nervosität nimmt ab und auch hormonelle Überfunktionen werden ausgeglichen.

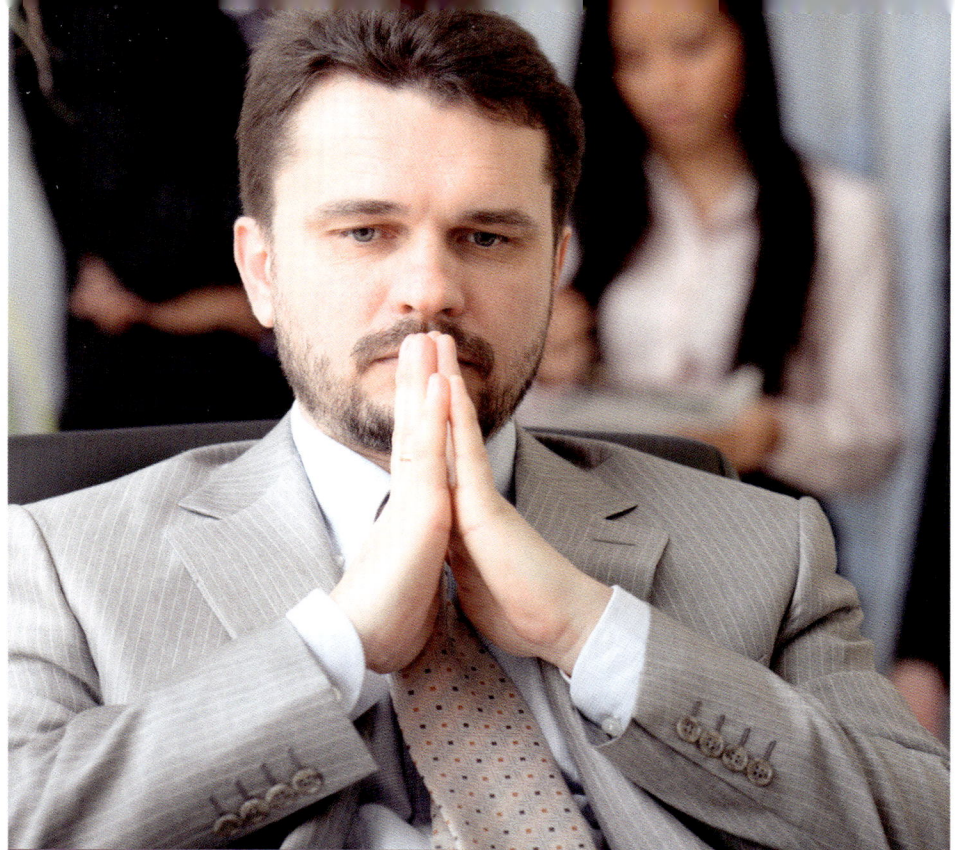

■ So wenden Sie das Tigerauge richtig an

Das Tragen des Tigerauges sollte mit Augenmaß erfolgen. Meist werden Sie nach einer Woche eine Zunahme an Trägheit spüren, da das Tigerauge stark hemmend wirkt. Doch bis die gewünschte Wirkung eingetreten ist, sollten Sie den Stein auf alle Fälle tragen. Am besten ist, sich einen Trommelstein zuzulegen und diesen immer wieder bei Bedarf in die Hand zu nehmen. Zur Meditation kann er bedenkenlos auch längerfristig eingesetzt werden.

Das Tigerauge wird am besten im Licht der Morgensonne aufgeladen.

Achten Sie bei der Anwendung des Tigerauges immer auf die Reaktionen Ihres Körpers und Ihr Wohlbefinden. Dann werden Sie sehr schnell merken, wann Sie genug haben.

Der Topas – *Selbstverwirklichung und Selbstvertrauen*

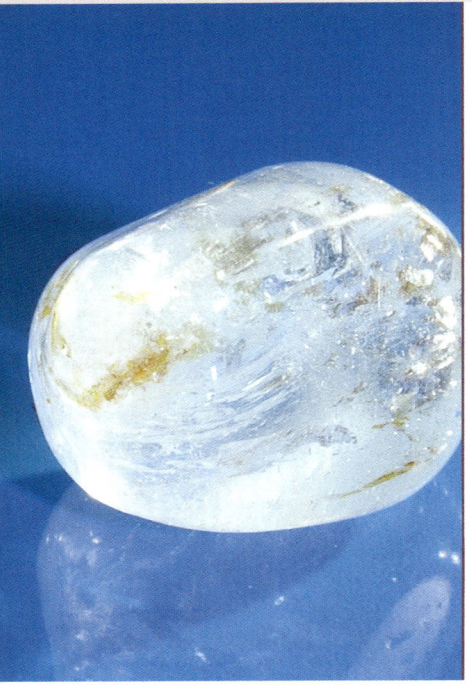

Ob sich der Name des Topas von der Insel Topazus, dem indischen Wort tapas („Glut") oder dem Wort topazin („suchen") herleitet, wird wohl für immer ein Geheimnis bleiben. Fest steht jedoch: Dieser Stein gilt seit Jahrtausenden als heiliger Stein und Inbegriff des Edelsteins. Neben seiner Schönheit, die ihn zu einem beliebten Schmuckstein gemacht hat, ist aber auch seine Heilkraft schon seit Langem bekannt. Der glasig glänzende, durchscheinende Stein taucht in vielen Farben auf, von Gelb, Goldgelb (Imperialtopas) über Rot, Blau, Grün und Braun bis Violett. Bei Steinen mit sehr intensiver Farbe kann es sein, dass diese künstlich bestrahlt wurden. Nur eine gemmologische Prüfung kann hier Sicherheit geben.

Der Topas ist dem astrologischen Prinzip des Steinbocks verwandt.

◼ Heilwirkung und Indikation

Mit dem Topas erleben Sie sich als selbstbestimmtes Individuum, das fest in der eigenen inneren Mitte verankert ist. Sie kennen Ihre Möglichkeiten und wissen, wie Sie sie nutzen können. Dadurch verleiht Ihnen dieser Stein eine natürliche Autorität, der sich andere gern beugen, weil sie spüren, dass Sie authentisch sind und ganz genau wissen, was Sie wollen.

Auf der Ebene des Körpers stärkt der Topas die Nerven und regt den Stoffwechsel an. Eine besondere Wirkung hat der Goldtopas: Er hellt die Stimmung auf und vertreibt düstere Gedanken. Er unterstützt Sie dabei, Ihre extrovertierte Seite auszuleben und endlich aus sich herauszukommen. Doch Vorsicht: Der Goldtopas vergrößert nicht nur den Appetit auf das Leben, sondern auch auf Lebensmittel. Er ist daher bei Diäten kontraproduktiv.

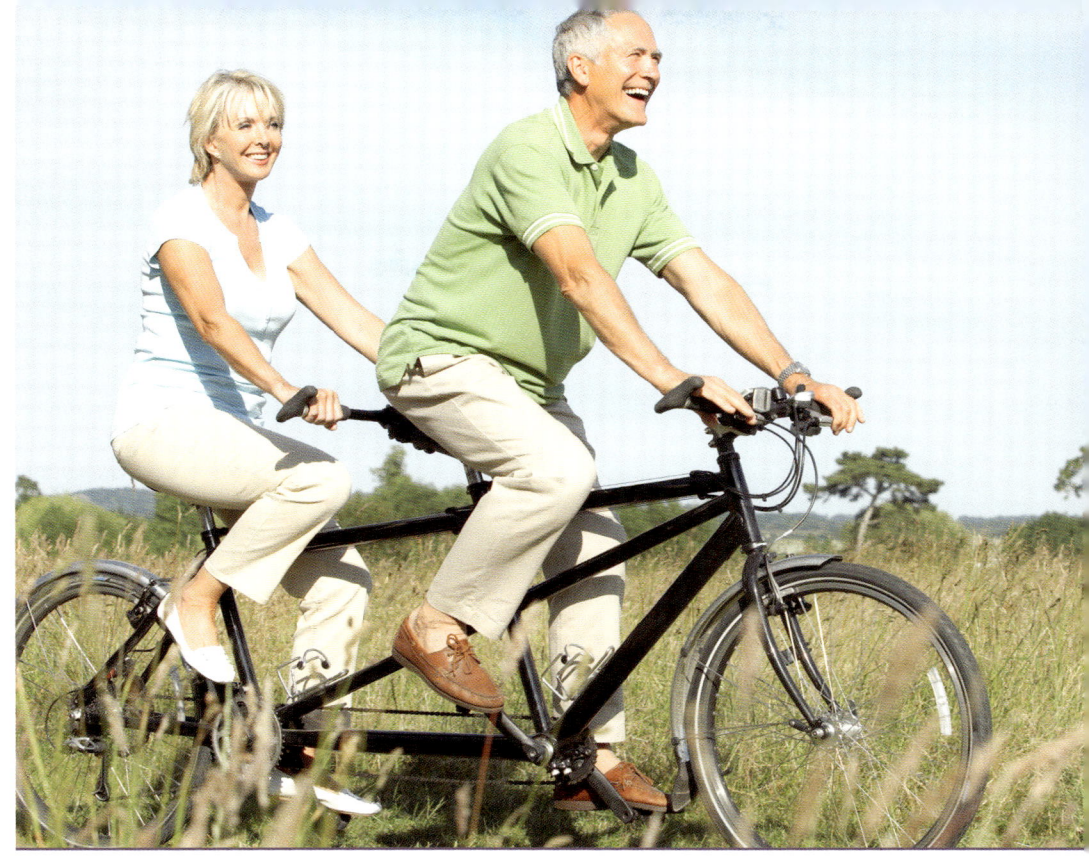

■ So wenden Sie den Topas richtig an

Der Topas will getragen werden. Daher ist er besonders gut als Anhänger oder Kette geeignet. Aber auch das kontemplative Betrachten des Steins bringt Sie in Berührung mit seinen besonderen Eigenschaften. Topaswasser kann als stimulierendes Getränk eingenommen werden.

Laden Sie diesen Stein am besten im Licht der Morgensonne auf.

Der blaue Topas gilt auch als unterstützend im Kampf gegen Suchtkrankheiten. Allerdings wird er aufgrund seines hohen Preises besonders häufig bestrahlt, was ihn in Bezug auf den Einsatz als Heilstein jedoch nahezu unbrauchbar macht. Vorsicht: Im direkten Sonnenlicht kann die Farbe nach und nach verblassen.

Der Türkis – *Schutz und Schicksal*

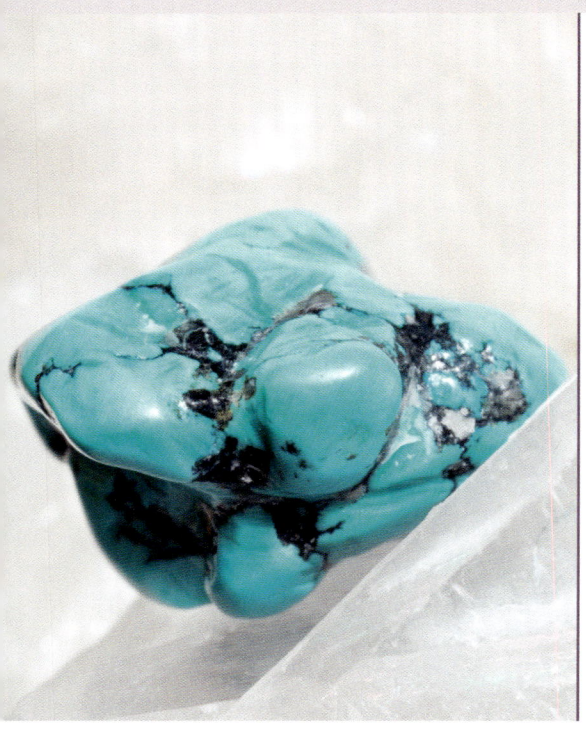

Der „Türkenstein" ist mit den Kreuzzügen aus dem Nahen Osten nach Europa gekommen. Hier wurde er schnell zum Inbegriff orientalischer Pracht und Macht sowie zu einem der begehrtesten Schmucksteine überhaupt, der sogar die Kronen von zahlreichen Herrschern schmückte. Zudem entpuppte er sich schon früh als hervorragender Heilstein. Seine intensive typische Farbe wird auch noch heute einfach nur „Türkis" genannt. Doch nur die besten Qualitäten sind wirklich türkis. Häufiger finden sich Abweichungen ins Blaugrüne bis Grünliche.

Der Türkis ist aus astrologischer Sicht dem Prinzip Steinbock und dem Löwen zugeordnet.

■ Heilwirkung und Indikation

Der Türkis ist ein Stein der strahlenden, selbstbewussten Macht. Wer ihn trägt, zeigt: Ich habe Kontrolle über mich und mein Leben. Dieses Bewusstsein verleiht der Türkis, weil er Ihnen Ihre Stärken bewusst macht, aber auch Ihre Schwächen zeigt, sodass Sie wissen, auf welchem Fundament Sie Ihr Leben aufgebaut haben. Fremdeinflüsse und Manipulationen können Sie nicht mehr so leicht erreichen.

Auf der körperlichen Ebene ist der Türkis ein Stein der Entspannung. Er hilft gestressten Menschen, Ruhepausen einzulegen, lindert Schmerzen und löst Krämpfe. Zudem wirkt er

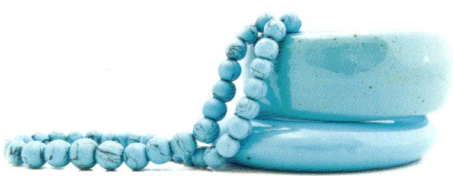

entsäuernd auf den Organismus und unterstützt das Herz und seine Funktionen insgesamt. Darüber hinaus hat er sich bei Zahnfleischproblemen wie Parodontose als nützlich erwiesen. Grundsätzlich päppelt der Türkis Menschen nach durchstandenen, auch schweren Erkrankungen wieder auf.

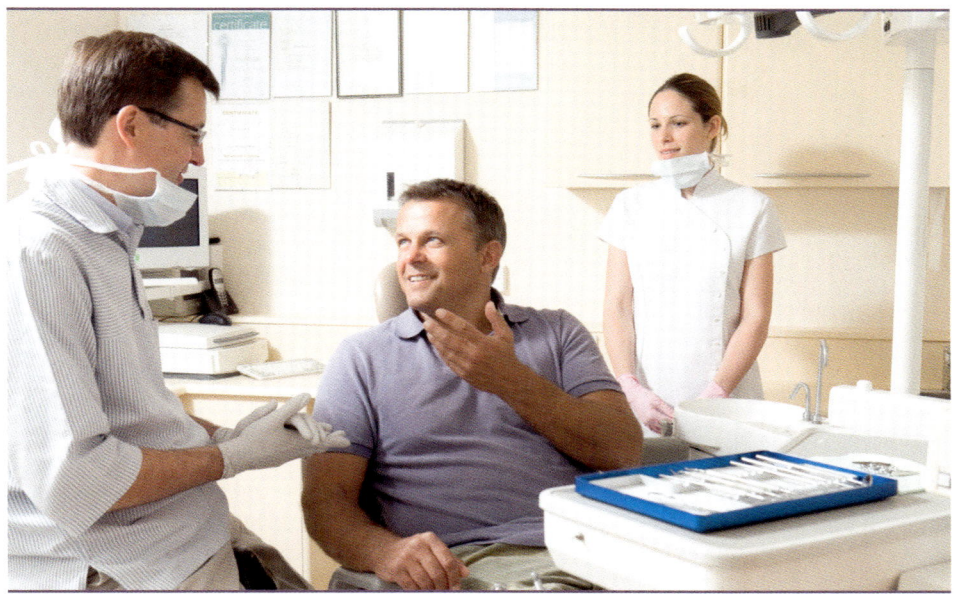

■ So wenden Sie den Türkis richtig an

Seine starke Ausstrahlung sollte am besten in kleinen Dosen genossen werden. Tragen Sie den Türkis nicht ununterbrochen, sondern gezielt zu bestimmten Anlässen, in denen Sie von seiner Wirkung profitieren wollen. Als Kette oder als Anhänger sollte er möglichst in der Nähe des Kehlkopfchakras platziert werden. Auch auf Reisen hat er sich als Schutzstein bewährt. Von Türkiswasser ist, unter anderem wegen des hohen Kupferanteils, dringend anzuraten.

Der Türkis wird am besten im Licht der Morgensonne aufgeladen.

Der Türkis, der von den Indianern als heiliger Stein verehrt wird, soll angeblich die Farbe wechseln, um seinen Träger so vor Gefahren zu warnen. Er wird auch gern zusammen mit roter Koralle getragen.

Der Turmalin – *Lebendigkeit und Sexualität*

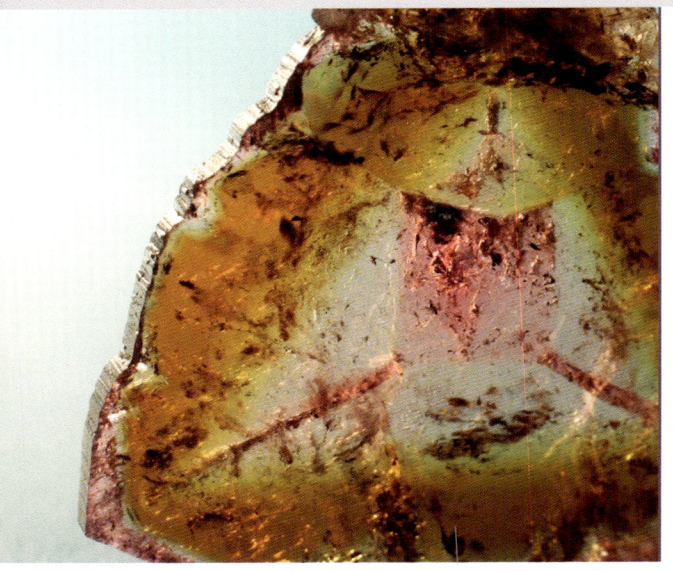

Das Wort Turmalin stammt aus dem singhalesischen Wort für Edelstein (turamali, eigentlich „etwas Kleines aus der Erde"). Der Stein ist seit dem Mittelalter bekannt, wurde aber nicht eindeutig klassifiziert, weil er aufgrund seiner großen Farbvielfalt mit anderen Edelsteinen wie dem Smaragd oder Rubin verwechselt wurde. Ein anderer Name für den Turmalin ist Schörl, er wird aber heute nur noch für die schwarze Variante verwendet. Die Turmaline erhalten je nach ihrer Farbe auch eigenständige Namen, wie der bronzefarbene Buergerit, der gelb-braune Dravit und Uvit, der blaue Indigolith, der rote Rubellit und der violette Foitit.

Da jede Farbe dem Turmalin ein besonderes Gepräge gibt, ist eine eindeutige Zuordnung zu einem astrologischen Prinzip nicht möglich.

■ Heilwirkung und Indikation

Grundsätzlich ist der Turmalin ein aufbauender und sehr dynamischer Stein. Er belebt die Sinne und zeigt Ihnen durch seinen Facettenreichtum die Schönheit der Welt. Sie erkennen, dass es immer mehrere Möglichkeiten im Leben gibt und Sie selbst in festgefahrenen Situationen immer einen Ausweg finden können. Der Turmalin schenkt Ihnen zudem das Bewusstsein, dass Ihr Leben nicht nur im Hier und Jetzt stattfindet, sondern dass es in größere Zyklen eingebunden ist. Auf diese Weise lässt er Sie den Sinn eines Geschehnisses erkennen und gibt Ihnen die Gewissheit, dass es so in Ordnung ist.

Turmaline wirken vor allen auf der energetischen Ebene des Körpers und beheben Mangelerscheinungen aller Art. Sie regen den Stoffwechsel an und lösen Blockaden auf.

■ So wenden Sie den Turmalin richtig an

Der direkte Hautkontakt ist ideal für die Arbeit mit Turmalinen. Die besten Ergebnisse werden erzielt, wenn Sie ihn auf die entsprechende Stelle legen. Die Farbgebung kann dabei auch als Leitfaden dienen: So kann beispielsweise der rote Rubellit die sexuelle Energie stimulieren, während der schwarze Schörl eher negativen Gedanken entgegenwirkt. Eine zarte Massage mit dem Turmalin kann seine Wirkung zusätzlich beschleunigen. Er eignet sich zudem sehr gut zum Ansetzen von Edelsteinwasser.

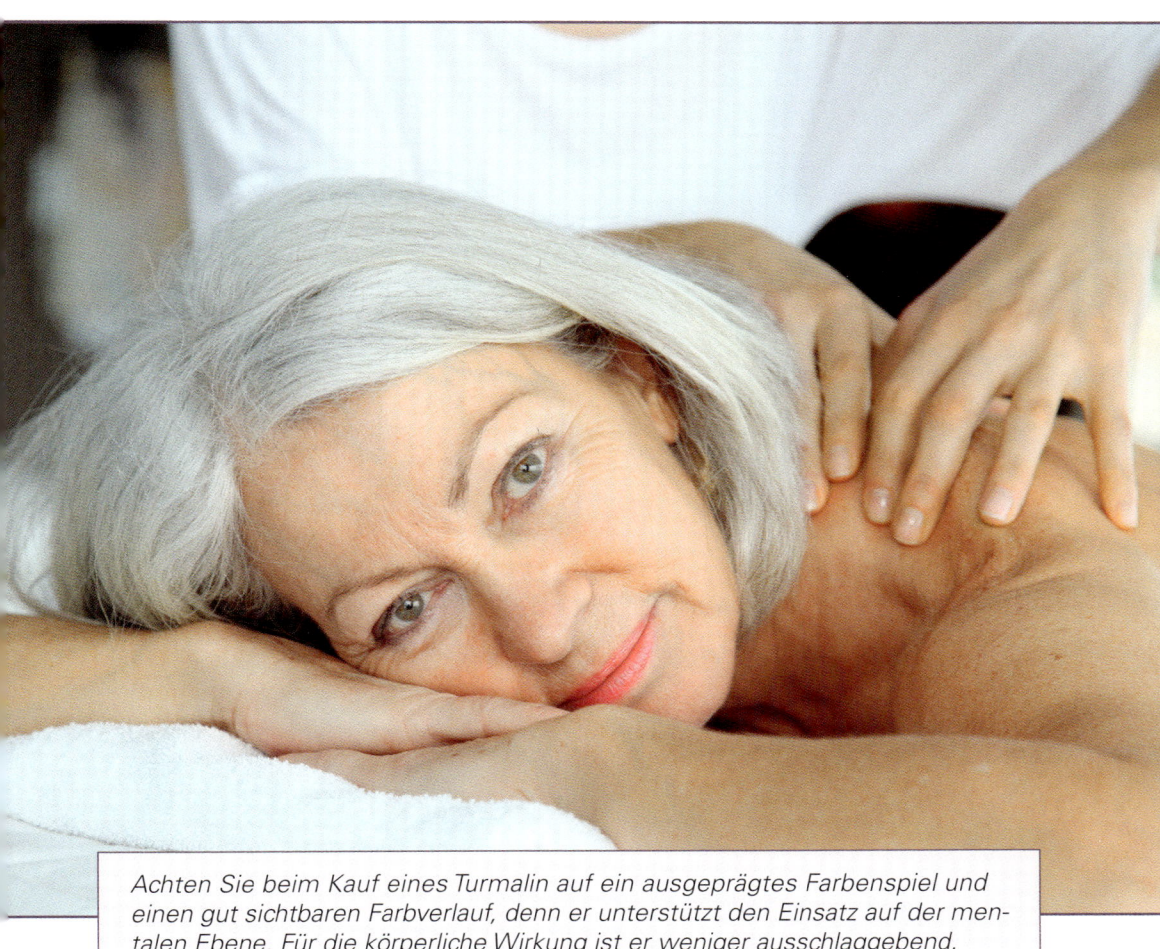

Achten Sie beim Kauf eines Turmalin auf ein ausgeprägtes Farbenspiel und einen gut sichtbaren Farbverlauf, denn er unterstützt den Einsatz auf der mentalen Ebene. Für die körperliche Wirkung ist er weniger ausschlaggebend.

Versteinertes Holz – *Bodenständigkeit und Zufriedenheit*

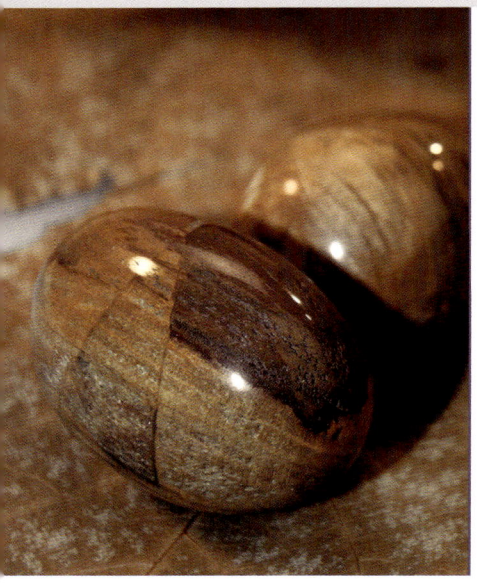

Versteinertes Holz ist tatsächlich das, was der Name nahelegt. Es entsteht, indem sich in den Zellen des Holzes über Jahrtausende Mineralien bilden, welche die Struktur des Holzes abbilden. Vor allem Quarze und Opale haben diese Aufgabe übernommen, weswegen man – je nach Mineral – auch von verquarztem Holz oder Holzopal spricht. Durch Einmischungen anderer Mineralien wie Chalcedon können faszinierende Farbspiele entstehen, die jedes Stück einzigartig machen. Besonders wertvoll ist das versteinerte Holz des Mammutbaums aus Arizona.

Versteinertes Holz ist astrologisch dem Sternzeichen Stier zuzuordnen.

■ Heilwirkung und Indikation

Versteinertes Holz schafft Erdung. Gerade Menschen, die dazu neigen, sich zu viele Gedanken zu machen und immer wieder mit dem Kopf in den Wolken hängen, können sich in der Gegenwart dieses Steins endlich aufraffen und die Ärmel hochkrempeln. Versteinertes Holz motiviert Sie, konkret zu werden, und unterstützt Sie dabei, nicht vom Hundertsten ins Tausendste zu kommen, sondern Begonnenes auch wirklich zu Ende zu bringen. Sie sind zufrieden mit dem, was Sie erreichen, und fühlen sich von einem einfachen, aber sinnerfüllten Leben angezogen. Weil versteinertes Holz so zentrierend auf die Seele wirkt, ist es gerade für Anfänger eine optimale Meditationshilfe.

Auf der körperlichen Ebene regt versteinertes Holz den Stoffwechsel an und beruhigt die Nerven. Bei Stress hilft es Ihnen, bei sich zu bleiben und Ihre leiblichen Bedürfnisse nicht zu vergessen. Auch beim Abnehmen kann versteinertes Holz unterstützend wirken.

■ So wenden Sie versteinertes Holz richtig an

Sie können das versteinerte Holz nicht nur als Meditationsgegenstand nutzen, sondern die meist in Scheiben erhältlichen Steine auch als Unterlage beim Sitzen verwenden. Zudem können Sie es in kleineren Stücken auch in der Hosentasche mit sich führen (als Rohstein oder Handschmeichler) oder als Anhänger um den Hals tragen.

Das versteinerte Holz wird am besten im Licht der Morgensonne aufgeladen.

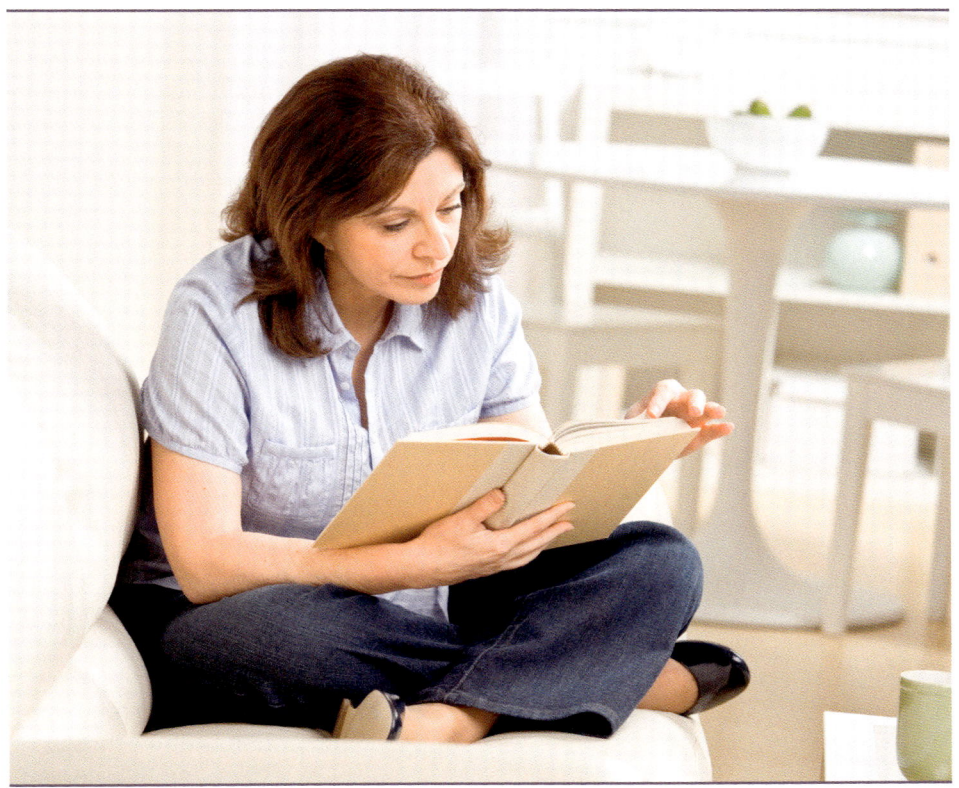

Das versteinerte Holz ist zudem ein guter Massagestein, während es als Edelsteinwasser aufgrund der unterschiedlichen Zusammensetzungen eher nicht zu empfehlen ist. Seien Sie sich zudem bewusst, dass die Wirkung des versteinerten Holzes immer auf Kontinuität und Dauer ausgelegt ist.

Der Zirkon – *Vergänglichkeit und Daseinssinn*

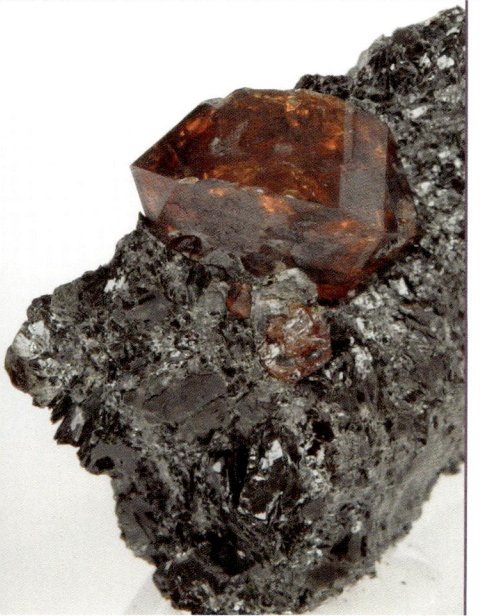

Sein Name leitet sich von dem arabischen zerkin für „zinnoberrot" oder dem persischen zargun für „golden" ab. Diesen schon in der Antike als Schmuck- und Heilstein bekannten Stein kennzeichnet seine prismatische Gestalt und seine braun bist rotbraun glänzende Farbe. Seltener ist er als farbloser Stein zu finden oder in gelben, roten oder sogar blauen Varietäten. Diese Farben sind sehr wahrscheinlich durch Brennen des Steins entstanden. Am besten verwenden Sie nur die braunen Kristalle, denn hier können Sie relativ sicher sein, dass es sich um eine natürlich entstandene Farbe handelt.

Astrologisch gesehen entspricht der Zirkon dem Prinzip des Skorpions.

■ Heilwirkung und Indikation

Der Zirkon ist ein Stein, der Vergangenheit und Zukunft zu verbinden weiß. Einerseits weckt er in Ihnen das Bedürfnis, aufzubrechen und neue Wege zu beschreiten, andererseits konfrontiert er Sie auf diesem Weg immer wieder mit dem Thema Loslassen. Er hilft Ihnen dabei, sich einzugestehen, dass ein wirklicher Neubeginn nur möglich ist, wenn Sie zugleich bereit sind, alte Muster aufzugeben und sich von überholten Vorstellungen zu verabschieden. Auf diese Weise ist die Begegnung mit dem Zirkon oft eine tief greifende Erfahrung, die Ihnen den Sinn Ihres Lebens vor Augen führen kann und Ihnen verdeutlicht, was wirklich wichtig ist, um Glück und Zufriedenheit zu erlangen.

In Bezug auf den Körper regt der Zirkon die Leber und ihre Funktionen positiv an. Zudem lindert er Schmerzen und löst Verkrampfungen. Daher wird er auch bei Menstruationsbeschwerden erfolgreich eingesetzt.

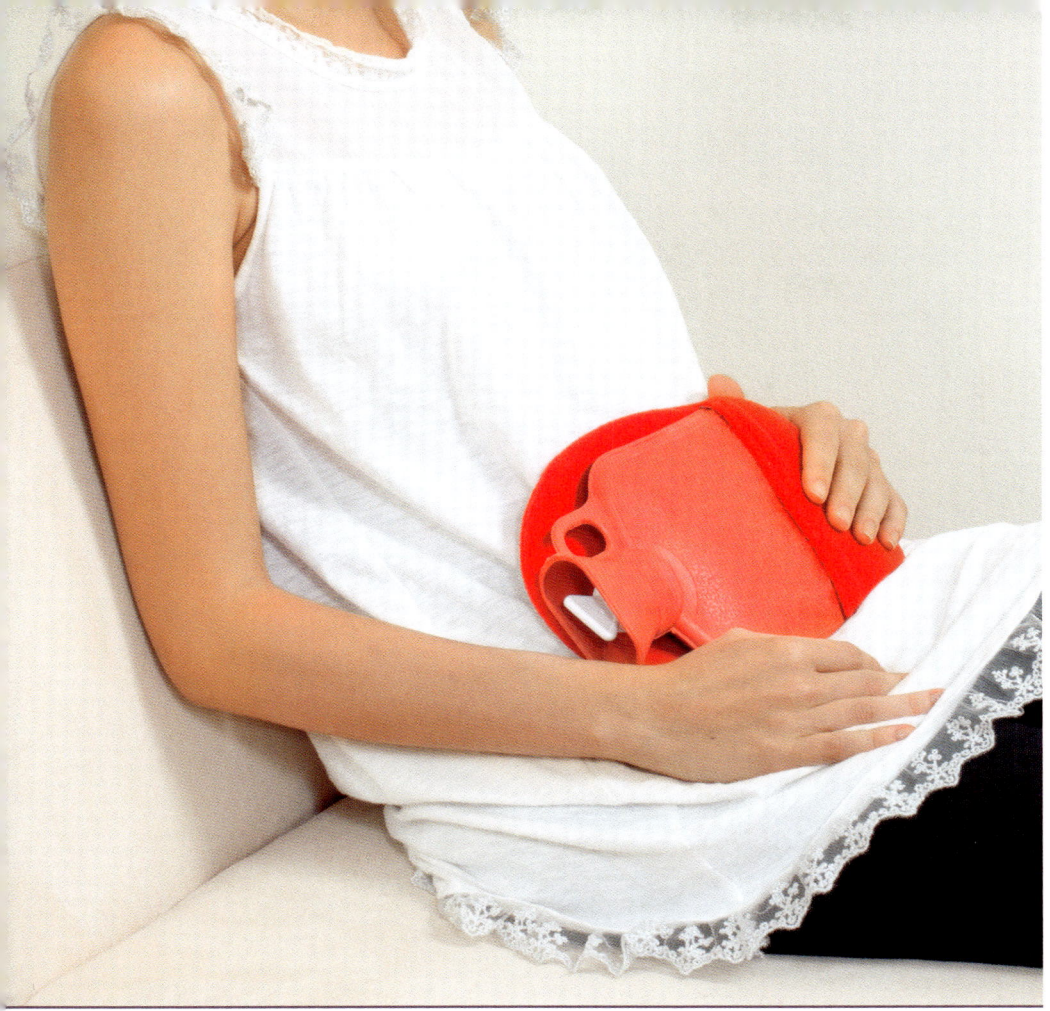

■ So wenden Sie den Zirkon richtig an

Der Zirkon ist ein hochwirksamer Stein, der nur in akuten Situationen eingesetzt werden sollte. Es wird empfohlen, ihn nicht länger als eine Stunde am Tag zu tragen und ihn nur für Minuten direkt aufzulegen. Als Meditationsgegenstand sollten Sie ihn nur verwenden, wenn Sie in einer psychisch stabilen Verfassung sind.

Der Zirkon ist einer der wenigen Steine, die zur Reinigung auch in Salz gelegt werden können. Alternativ reinigen Sie ihn einmal wöchentlich unter fließendem Wasser. Die beste Methode, ihn aufzuladen, ist, ihn dem Licht der Morgensonne auszusetzen.

Die 50 Heilsteine *aus mineralogischer Sicht*

Heilstein	Mineralklasse	Kristallsystem	Mohshärte	Dichte	Vorkommen (Auswahl)
Achat	Oxide	trigonal	6,5–7	2,6–2,65	Brasilien, Botswana, Indien, Uruguay, Madagaskar
Amazonit	Gerüst-Silikate	triklin	6–6,5	2,56–2,62	Russland, Namibia, Mosambik, Madagaskar, Brasilien, Norwegen
Amethyst	Oxide	trigonal	7	2,63–2,65	Australien, Brasilien, Uruguay, Mexiko, Namibia, Sambia
Apatit	Phosphate	hexagonal	5	3,11–3,35	Brasilien, Kanada, Russland
Aquamarin	Ring-Silikate	hexagonal	7,5–8	2,65–2,75	Brasilien, Pakistan, Afghanistan, Indien, Sri Lanka, Sambia, Malawi, Mosambik
Aventurin	Oxide	trigonal	6,5–7	2,64–2,69	Brasilien, Indien, Simbabwe, Russland
Bergkristall	Oxide	trigonal	7	2,65	Arkansas/USA, Madagaskar, Mexiko, Indien, Russland, Alpenländer
Bernstein	kein Mineral, da organisch		2–2,5	1,05–1,09	Baltikum, Deutschland, Polen, Dominikanische Republik, Libanon, Jordanien, Spanien
Calcit	Karbonate	trigonal	3	2,7	Brasilien, USA, Mexiko
Chalkopyrit	Sulfide	tetragonal	3,5–4	4,1–4,3	Deutschland, Rumänien, Russland, China, Japan, USA, Mexiko, Peru, Simbabwe
Chrysokoll	Ring-Silikate	monoklin	2,5–4	2,0–2,3	Arizona/USA, Nevada/USA, Peru, Elba
Chrysopras	Oxide	trigonal	6,5–7	2,58–2,64	Australien, Brasilien
Citrin	Oxide	trigonal	6,5–7	2,63–2,65	Brasilien, Sambia, Madagaskar, Russland
Covellin	Sulfide	hexagonal	1,5–2,5	4,68–4,7	USA, Chile, Bolivien
Epidot	Gruppen-Silikate	monoklin	6–7	3,35–3,5	Österreich, Norwegen, Madagaskar, Pakistan, Peru, Kanada, USA
Falkenauge	Oxide	trigonal	7	2,64–2,72	Südafrika
Fluorit	Halogenide	kubisch	4	3,18	China, USA, Mexiko
Gagat	kein Mineral, da organisch	amorph	2,5–4	1,3–1,38	Frankreich, Großbritannien, Russland
Granat	Insel-Silikate	kubisch	7–7,5	3,5–4,3	weltweit
Halit (Steinsalz)	Halogenide	kubisch	2	2,15	USA, Österreich, Deutschland, Polen
Hämatit	Oxide	trigonal	6–6,5	5,2–5,3	Russland, Brasilien, USA
Heliotrop	Oxide	trigonal	6,5–7	2,58–2,64	Indien
Jade	Ketten-Silikate	monoklin	6,5–7	3,3–3,36	Burma, China, Russland, Kalifornien/USA
Jaspis	Oxide	trigonal	6,5–7	2,58–2,91	weltweit
Karneol	Oxide	trigonal	6,5–7	2,58–2,64	Uruguay, Botswana, Indien
Labradorit	Gerüst-Silikate	triklin	6–6,5	2,69–2,72	Kanada, Madagaskar, Finnland, Ukraine
Lapislazuli	Gerüst-Silikate	kubisch	5–5,5	2,4–2,5	Afghanistan, Chile, Russland

Heilstein	Mineralklasse	Kristallsystem	Mohshärte	Dichte	Vorkommen (Auswahl)
Magnetit	Karbonate	kubisch	5–6	4,9–5,2	Schweden, Finnland, Südafrika, Alpen, Russland, Ukraine, Zentralafrika
Malachit	Karbonate	monoklin	3,5–4	3,75–3,95	Demokratischen Republik Kongo, Russland
Mondstein	Gerüst-Silikate	monoklin	6–6,5	2,58–2,59	Sri Lanka, Indien
Mookait	Oxide	triklin/amorph	6,5–7	2,65–2,9	Australien
Nephrit	Ketten-Silikate	monoklin	6–6,5	2,9–3,02	China, Neuseeland, Russland, Alaska, Guatemala, Schweiz
Obsidian	kein Mineral, da Gestein (Stoffgemisch)	amorph	5–5,5	2,3–2,6	Island, Italien, Mexiko, USA
Onyx	Oxide	trigonal	6,5–7	2,58–2,64	Brasilien, Indien, Saudi-Arabien
Opal	Oxide	quasi-amorph	5,5–6,5	1,98–2,50	Australien, Mexiko, USA, Brasilien, Türkei, Deutschland.
Pyrit	Sulfide	kubisch	6–6,5	5,0–5,2	Deutschland, Italien, Griechenland, Türkei, Colorado/USA, Peru, Spanien
Rosenquarz	Oxide	trigonal	7	2,64–2,66	Brasilien, Namibia, Madagaskar
Rubin	Oxide	trigonal	9	3,97–4,05	Norwegen, Indien, Kenia, Tansania, Myanmar, Thailand, Sri Lanka
Rutilquarz	Oxide	trigonal (Quarz); tetragonal (Rutil)	7	2,65–2,72	Brasilien, Madagaskar
Saphir	Oxide	trigonal	9	3,99–4,10	Madagaskar, Indien, Sri Lanka, China, Myanmar, Thailand
Serpentin	Schicht-Silikate	monoklin	2,5–4	2,2–2,8	China, Afghanistan, Australien, Tansania, Mexiko, USA, Österreich, Deutschland, Schweiz, Norwegen, Russland
Smaragd	Ring-Silikate	hexagonal	7,5–8	2,67–2,78	Indien, Sambia, Südafrika, Mosambik, Tansania, Brasilien, Kolumbien, Österreich, Russland
Sodalith	Gerüst-Silikate	kubisch	5–6	2,1–2,3	Namibia, Brasilien, Kanada, Russland .
Sugilith	Ring-Silikate	hexagonal	5,5–6,5	2,69–2,75	Japan, Indien, Südafrika
Tigerauge	Oxide	trigonal	6,5–7	2,5–2,7	Südafrika, Australien
Topas	Insel-Silikate	rhombisch	8	3,49–3,56	Norwegen, Brasilien, Mexiko, USA, Russland, Ukraine, Pakistan, Sri Lanka
Türkis	Phosphate	triklin	5–6	2,6–2,8	USA, Mexiko, Israel, Iran, Afghanistan, China
Turmalin	Ring-Silikate	trigonal	7–7,5	3,02–3,26	weltweit
Versteinertes Holz	Oxide (Kieselhölzer)	trigonal (Quarz); amorph (Opal)	6,5–7	2,6–2,65	weltweit
Zirkon	Insel-Silikate	tetragonal	6,5–7,5	3,9–4,71	Russland, USA, Brasilien, Madagaskar, Sri Lanka, Australien

Christopher Weidner ist systemischer Therapeut (HPG), Autor zahlreicher Bücher und hat sich als Astrologe einen Namen gemacht. Schon früh interessierte er sich für die Mythen und Märchen der Völker und die darin enthaltene Symbolik. Zahlreiche Reisen führten ihn zu Kraftorten in der ganzen Welt. Er berät und unterrichtet in seiner Praxis in München und gibt sein Wissen als Reiseleiter weiter.

Literaturverzeichnis

Gienger, Michael: *Heilsteine*. Neue Erde, Saarbrücken 2009.
Gienger, Michael: *Die Steinheilkunde: Ein Handbuch.* Neue Erde, Saarbrücken 2006.
Gienger, Michael: *Wassersteine: Das Praxisbuch zum Edelsteinwasser.* Neue Erde, Saarbrücken 2009.
Gienger, Michael: *Reinigen, aufladen, schützen – Wie wir Heilsteine richtig zur Wirkung bringen.*
    Neue Erde, Saarbrücken 2008.
Kühni, Werner / von Holst, Walter: *Taschenlexikon der Heilsteine.* AT Verlag, Aarau 2010.
Kühni, Werner: *Enzyklopädie der Steinheilkunde.* AT Verlag, Aarau 2009.

© 2011 design cat GmbH

Genehmigte Lizenzausgabe
tosa GmbH
Fränkisch-Crumbach 2011
www.tosa-verlag.de

Idee und Projektleitung:
Sonja Sammüller
Layout, Satz und Umschlaggestaltung:
design cat GmbH

ISBN (13) 978-3-86313-103-6
ISBN (10)   3-86313-103-7

Bildnachweis

Shutterstock: A. L. Spangler 97/afitz 72, 74, 110/Alex Kuzovlev 62/Alexander Hoffmann 92/Alexander Maksimov 54/Alexander Raths 79, 107/AlexussK 63/Andrew Bassett 92/Antonio S. 66/argo74 75/auremar 53/AVAVA 123/Bambuh 41/Carmen Sorvillo 24–25/cartela 30/corepics 91/D7INAMI7S 11/dmitriyd 28/Dmitry Popov 66/Doru Cristache 86/Dudarev Mikhail 71/Efremova Irina 37/Eva-Story 98/Fekete Tibor 48/forestpath 57/fotum 105/Fribus Ekaterina 84/Galyna Andrushko 120/goldenangel 96/Goodluz 109, 121/Hannamariah 99/HLPhoto 94/Iakov Filimonov 111/Irena Misevic 40/Irina Nartova 100/Jens Mayer 44/Jiri Miklo 20/Juriah Mosin 33/Karol Kozlowski 66/Kkulikov 93/Knartz 56, 88/krivenko 101/l i g h t p o e t 31/linnik 67/Lisa F. Young 103/Ljupco Smokovski 27/Manamana 100, 108, 124/Marc Dietrich 104/MarcelClemens 78/marcstock 87/Martin Novak 15, 36, 76, 98, 114, 118/Martina Osmy 34/Maryunin Yury Vasilevich 78/mexrix 39/Michaela Stejskalova 10/Mirec 96/Monkey Business Images 29, 43, 113, 117, 119/Nadezda Boltaca 42, 48/nagib 7/Nastya22 28/Nataly Lukhanina 118/Nate A. 39/Neeila 65/Only Fabrizio 52/paulaphoto 70/Piotr Marcinski 49/Poznyakov 89/prodakszyn 95/Randall Stewart 58/Reika 6–7, 24–25/Richard A. McGuirk 55/Robert Kneschke 69/Ruslan Kudrin 82/S_E 62/Sergey Lavrentev 2–3, 70/Shipov Oleg 35/StockLite 47, 51, 77, 81/Suponev Vladimir 102/Sven Hastedt 82/Timothy Hodgkinson 9/Toranico 85/Torsten Lorenz 40/Tyler Boyes 32/Vadym Drobot 115/Valua Vitaly 2–3/vblinov 2–3/Venus Angel 125/Vinicius Tupinamba 50/visi.stock 59/Vitaly Raduntsev 80/wavebreakmedia ltd 73, 83/Wolfgang Staib 26, 38/Yuri Arcurs 45, 61/Zelenskaya 88/

Alle weiteren Fotos: design cat GmbH